Alessio Iodice

COVID-19
la pandemia che ha dato i numeri

Copyright © 2021 Alessio Iodice
Tutti i diritti riservati.
Codice ISBN: 9798506384649

Grafica di copertina a cura di: The Books Lab

Le fotocopie per uso personale possono essere effettuate nei limiti del 15% del volume, in base al comma 3 della legge n. 633 del 22 aprile 1941, e dietro pagamento alla SIAE del compenso previsto ai commi 4 e 5 della medesima.

alla mia famiglia

Ti ringrazio per aver acquistato questo libro
Se dovesse risultare di tuo gradimento,
tieni presente che puoi farmelo sapere lasciandomi una recensione,
cosa che apprezzerei molto
Grazie a prescindere e buona lettura

Alessio Iodice

Indice dei capitoli

Introduzione al volume	pag.	6
Prologo	"	7
1. La stima della prevalenza	"	8
2. Valutare la diffusione del contagio	"	13
3. Misure di mortalità	"	21
4. Misure di letalità	"	32
5. Decessi *per* o *con* Covid-19	"	36
6. Test diagnostici e valori predittivi	"	46
7. Il dibattito sui modelli predittivi	"	53
8. Le misure di contenimento	"	57
9. L'attesa del vaccino	"	72
10. Covid-19 e vaccinazione antinfluenzale	"	78
11. Covid-19 e inquinamento atmosferico	"	85
12. Covid-19 e sistema immunitario	"	88
13. Il diritto di dubitare	"	94
Appendici	"	96
Fonti dei dati	"	106
Simboli e acronimi	"	108

Introduzione al volume

Marzo 2020, in Italia l'epidemia da coronavirus era già una realtà, e stava divenendo sempre più un problema globale. Ricordo di aver da subito iniziato ad elaborare i primi dati ufficiali, a produrre i primi grafici, in primis per la curiosità di capire come stesse evolvendo la situazione.
Dopo mesi di emergenza, mi sento di dire che, almeno in Italia, l'interpretazione dei dati statistici sull'attuale pandemia non sempre è stata corretta, anche a causa di una comunicazione statistica talvolta approssimativa da parte dei principali organi di informazione e degli enti preposti. Inoltre, alcuni studi pubblicati in questi mesi avrebbero probabilmente meritato più attenzione di quella che hanno ricevuto. Non sono poi mancati i dibattiti attorno a taluni ambiti dell'emergenza, quali ad esempio le misure di contenimento adottate, l'efficacia dei vaccini prodotti in breve tempo, ecc. Ecco, a tutto ciò è legata la nascita di questo libro, scritto nel tentativo di produrre una sorta di guida sintetica per una lettura critica dei dati epidemiologici sul Covid-19, ma anche per condividere alcune personali considerazioni in merito all'emergenza che stiamo ormai vivendo da mesi.
Ringrazio il Prof. Bruno Cheli e il Dott. Eugenio Serravalle per gli spunti di riflessione, i preziosi suggerimenti e il supporto morale.
Per ricambiare la fiducia mostrata dai lettori acquistando il mio libro, ho riservato un omaggio: un formulario dedicato agli *indici di dispersione*, in caso il lettore fosse uno studente e/o comunque un appassionato di materie statistiche. Può essere scaricato gratuitamente al seguente link:
https://forms.aweber.com/form/30/1728271230.htm
Si tenga presente che per tutta la trattazione verrà utilizzata la forma "il Covid-19", scelta personale dovuta all'esigenza del sottoscritto di allinearsi al linguaggio ormai predominante nel quotidiano, sebbene la forma più corretta sarebbe probabilmente "la COVID-19".
Mi scuso in anticipo per eventuali errori presenti nel testo. Semmai ve ne fossero (di mia piena responsabilità), vi chiederei gentilmente di segnalarli all'indirizzo di posta elettronica *ecoalessio81@gmail.com*. Vi ringrazio e buona lettura.

Alessio Iodice

18 maggio 2021

Prologo

Nel 2020 la popolazione mondiale è stata colpita dalla pandemia di Covid-19, causata dal coronavirus SARS-CoV-2.
Il 31 dicembre 2019, le autorità sanitarie cinesi notificano un focolaio di casi di polmonite ad eziologia non nota nella città di Wuhan, capoluogo della provincia di Hubei. Il primo caso viene fatto risalire al 17 novembre 2019. Inizialmente si sospettava un possibile meccanismo di trasmissione da animali vivi, poiché molti casi iniziali riferivano un'esposizione al Wuhan's South China Seafood City market. Tuttavia, il 9 gennaio 2020, il Centro per il controllo e la prevenzione delle malattie della Cina (China CDC) identifica un nuovo coronavirus come causa eziologica di queste patologie, denominato provvisoriamente 2019-nCoV dalle autorità sanitarie internazionali, e le autorità sanitarie cinesi confermano la trasmissione interumana del virus.
L'11 febbraio 2020, l'Organizzazione Mondiale della Sanità (OMS) annuncia il nome assegnato alla malattia respiratoria causata dal 2019-nCoV: COVID-19 (*coronavirus disease 19*). Il Gruppo di Studio sul Coronavirus (CSG) del Comitato internazionale per la tassonomia dei virus (ICTV) associa formalmente il virus alla famiglia dei *coronavirus* che provocano la sindrome respiratoria acuta grave (*severe acute respiratory syndrome coronaviruses*, SARS-CoVs), classificandolo ufficialmente con il nome SARS-CoV-2 (*severe acute respiratory syndrome coronavirus 2*). L'11 marzo 2020, l'OMS, dopo aver valutato i livelli di gravità e diffusione dell'infezione, dichiara la pandemia; la seconda del ventunesimo secolo, dopo quella del 2009 (influenza da virus H1N1, cosiddetta "influenza suina").
Al 10 maggio 2021, i casi di Covid-19 in tutto il mondo sono 157.981.461, i decessi 3.288.599 (dati OMS).

1. La stima della prevalenza

Quante sono le persone che hanno contratto il virus SARS-CoV-2 nel mondo? Una domanda che probabilmente tutti ci siamo fatti almeno una volta dall'inizio della pandemia. Tecnicamente, si tratta della *prevalenza*, che possiamo indicare con *p*, data, in generale, dal rapporto tra il numero di casi (C) e la popolazione osservata (P), con riferimento a una data malattia e un dato intervallo temporale (solitamente l'anno):

$$p = \frac{C}{P}$$

In questo senso, la prevalenza Covid-19 deriverebbe dunque dal numero di contagiati dal coronavirus in un certo periodo rapportato al numero di soggetti suscettibili di contrarre l'infezione, ovvero la popolazione in esame. Questo significa che, nella pratica, la prevalenza Covid-19 non può essere calcolata con precisione, perché il numero preciso di contagiati non lo conosciamo; occorrerebbe testare infatti l'intera popolazione in un intervallo ristretto di tempo e con strumenti diagnostici molto precisi, e ciò è praticamente impossibile. Ciononostante, il numero di contagiati può essere stimato, per mezzo di adeguate tecniche statistiche.

L'indagine ISTAT

Nel periodo che va dal 25 maggio al 15 luglio 2020, l'Istituto nazionale di Statistica (ISTAT), in collaborazione con il Ministero della Salute e la Croce Rossa Italiana (CRI), aveva in effetti stimato i contagiati dal virus SARS-CoV-2 in Italia per mezzo di un'indagine di sieroprevalenza. La tecnica d'indagine prevedeva un primo contatto telefonico da parte della CRI per presa appuntamento, il prelievo di sangue al domicilio o presso adeguati centri prelievo, quindi l'invio delle provette ai laboratori per i test sierologici di verifica della risposta anticorpale.

L'indagine campionaria si era basata sulla selezione di un campione casuale di 150.000 persone residenti su tutto il territorio nazionale (convivenze escluse)[1]. Le adesioni erano state 64.660, ossia il 43,1% della

---

[1] il disegno campionario è stato a 2 stadi di selezione, con stratificazione a entrambi i livelli: i comuni costituivano le unità di I° stadio (circa 2.000, quasi il 25% dei comuni italiani), stratificati all'interno di ciascuna regione/P.A. in base alla loro dimensione

1. La stima della prevalenza

popolazione target; il valore era risultato molto al di sotto delle aspettative, ma le metodologie di correzione della mancata risposta totale avevano comunque consentito di produrre stime ritenute valide dall'ISTAT.
La seguente tabella riporta la stima[2] dei contagiati per ciascuna regione e provincia autonoma italiana, secondo quanto emerso dall'indagine[3]:

Tabella 1: *Stima del tasso di sieroprevalenza Covid-19 in Italia, periodo 25 maggio-15 luglio 2020, dati per regione/P.A. (fonte: ISTAT 2020)*

Regione/P.A.	Stima	Stima %	IC 95%
Abruzzo	19.950	1,5	0,9-2,1
Basilicata	4.247	0,8	0,4-1,1
Calabria	11.264	0,6	0,2-1,0
Campania	42.674	0,7	0,3-1,1
Emilia-Romagna	124.458	2,8	2,2-3,5
Friuli-Venezia Giulia	12.534	1,0	0,6-1,5
Lazio	56.093	1,0	0,6-1,3
Liguria	47.646	3,1	2,3-3,9
Lombardia	754.331	7,5	6,8-8,3
Marche	41.630	2,7	2,1-3,4
Molise	2.117	0,7	0,3-1,1
P.A. Bolzano	17.138	3,3	1,8-4,7
P.A. Trento	16.839	3,1	2,2-4,1
Piemonte	129.701	3,0	2,2-3,8
Puglia	35.715	0,9	0,6-1,2
Sardegna	5.407	0,3	0,1-0,5
Sicilia	16.656	0,3	0,1-0,6
Toscana	38.031	1,0	0,6-1,5
Umbria	7.519	0,9	0,4-1,3
Valle d'Aosta	5.025	4,0	3,2-4,9
Veneto	93.401	1,9	1,4-2,5
Italia	1.482.376	2,5	2,3-2,6

La stima prodotta dall'indagine era dunque di 1.482.376 contagiati in Italia (asintomatici compresi), ossia il 2,5% della popolazione, in altre parole 2-

---

demografica, mentre le persone rappresentavano le unità di II° stadio, stratificate sulla base di 6 classi di età, genere ed attività economica
[2] nella seconda colonna della tabella è riportata la stima puntuale in termini assoluti (numero di contagiati), nella terza colonna la stima puntuale in termini percentuali, nell'ultima colonna la stima intervallare (intervallo di confidenza) con fiducia al 95%
[3] ISTAT-Ministero della Salute, *Indagine di sieroprevalenza sul SARS-CoV-2*, Anno 2020

3 contagi ogni 100; i soggetti contagiati risultavano quindi 6 volte di più rispetto al numero dei casi allora noti.

Il grafico 1 riporta le regioni e province autonome italiane in base alla stima puntuale del tasso di sieroprevalenza Covid-19:

Grafico 1: *Stima puntuale del tasso di sieroprevalenza Covid-19 in Italia, periodo 25 maggio-15 luglio 2020, valori percentuali per regione/P.A. (fonte: ISTAT)*

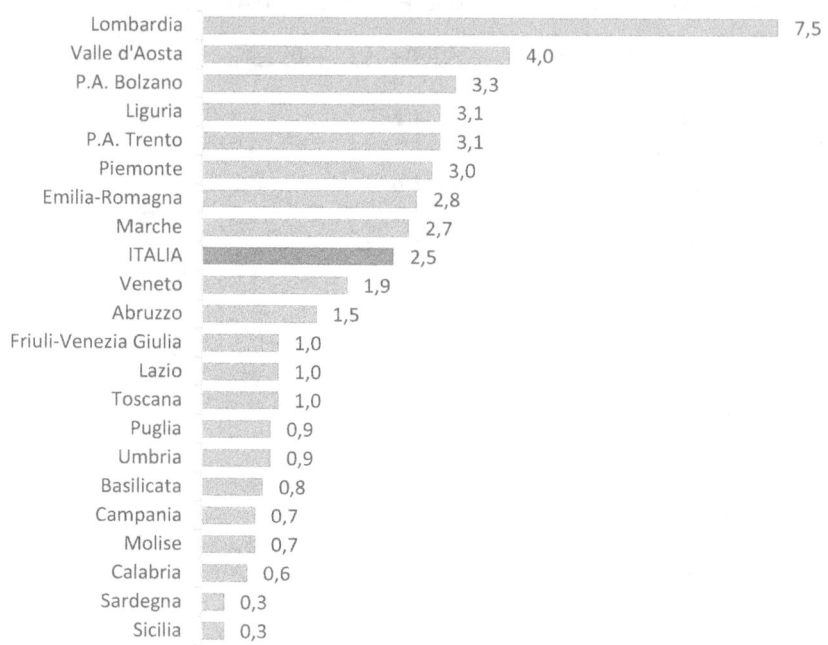

A livello geografico, la prevalenza era risultata più elevata nel Nord Italia: la regione Lombardia la più colpita, con una stima del 7,5, seguita dalle Valle d'Aosta. Il dato più basso era invece osservato nell'Italia insulare, con lo 0,3%. A livello provinciale, Bergamo presentava il tasso più alto, il 24% di contagiati.

Nelle seguenti tabelle sono riportate le stime puntuali[4] del tasso di sieroprevalenza per genere (tabella 2) e fascia di età (tabella 3). Nessuna differenza nel genere. Per quanto riguarda invece l'età, stime di contagio più elevate erano state osservate nelle fasce over 50.

---

[4] nel totale dei contagiati nelle due tabelle si osserva una unità in più rispetto al totale riportato in tabella 1, ma è così che sono riportati i risultati nel report ISTAT

1. La stima della prevalenza

Tabella 2: *Stima del tasso di sieroprevalenza Covid-19 in Italia, periodo 25 maggio-15 luglio 2020, dati per genere (fonte: ISTAT 2020)*

	Stima	%	IC 95%
Maschi	722.373	2,5	2,2-2,7
Femmine	760.004	2,5	2,2-2,7
	1.482.377	2,5	2,3-2,6

Tabella 3: *Stima del tasso di sieroprevalenza Covid-19 in Italia, periodo 25 maggio-15 luglio 2020, dati per fascia di età (fonte: ISTAT 2020)*

	Stima	%	IC 95%
Fino a 17 anni	194.093	2,2	1,7-2,8
18-34	220.075	2,1	1,7-2,4
35-49	299.555	2,4	2,1-2,8
50-59	295.405	3,1	2,7-3,5
60-69	196.784	2,6	2,1-2,9
70 e più	276.465	2,5	2,1-2,9
	1.482.377	2,5	2,3-2,6

Relativamente allo stato di occupazione, il livello di contagio tra i soggetti occupati era risultato uguale a quello dei non occupati. I lavoratori non sospesi nella Sanità risultavano i più colpiti, con un tasso stimato del 5,6%; il dato arrivava al 9,8% al Centro-Nord.

Nei soggetti che avevano avuto almeno un contatto con persona contagiata le stime arrivavano comunque al 16,4%, e al 24% in Lombardia; la stima era addirittura del 41,7% nel caso di contatti con familiari conviventi.

Rilevante la componente degli asintomatici, al 27,3%. Nelle persone invece sintomatiche (72,7%), i sintomi più diffusi risultavano la febbre (53,2%) e la sindrome di tipo influenzale (42,2%), ma anche senso di stanchezza, tosse e perdita/alterazione del gusto.

Date le stime dei soggetti contagiati (2,5%) e dei contagiati sintomatici (72,7%), che possiamo indicare rispettivamente con $C_\%$ ed $S_\%$, la stima dei soggetti malati in Italia ($M_\%$) - i contagiati dal coronavirus che avevano poi sviluppato la malattia Covid-19, con uno o più sintomi - risultava pari all'1,8%:

$$M_\% = C_\% \cdot S_\% = 0{,}025 \cdot 0{,}727 = 0{,}018$$

ovverosia poco più di 1 milione di italiani:

$$M = C \cdot S_\% = 1.482.377 \cdot 0{,}727 = 1.077.689$$

L'indagine di sieroprevalenza ISTAT aveva dunque fornito una stima della dimensione del contagio, in Italia, che era risultata inferiore a quella ipotizzata a inizio pandemia (alcune stime arrivavano anche al 10%, a seconda della regione/P.A.).
Chiaramente, a distanza di molti mesi, questi risultati descrivono una situazione che con tutta probabilità non è più la stessa. Preme comunque riflettere sul fatto che, a inizio pandemia, la dimensione percepita del contagio era probabilmente stata superiore a quella effettiva.

2. Valutare la diffusione del contagio

In Italia, le fonti ufficiali dei dati epidemiologici sulla pandemia di Covid-19 sono due: l'Istituto Superiore di Sanità (ISS), che gestisce il sistema di sorveglianza integrata Covid-19, e il Ministero della Salute, che coordina, monitora e valida il flusso dei dati aggregati provenienti da regioni e province autonome (con il supporto della Protezione civile).

Purtroppo, il rapido accesso via web a tali informazioni, assieme all'avvento dei social network e alla superficialità di alcuni mezzi di informazione, si sono rivelati, almeno in Italia, un mix tale da favorire un'interpretazione non proprio corretta dei dati statistici relativi alla pandemia, portando spesso le persone a conclusioni lontane dalla realtà.

I casi totali

In Italia, il Ministero della Salute aggiorna e pubblica quotidianamente i dati aggregati sui casi Covid-19 attraverso dei bollettini giornalieri. Le informazioni attualmente contenute nei bollettini, che si basano sul flusso dei dati aggregati inviati dalle regioni/P.A., sono quelle riportate in tabella 4, in questo caso con riferimento ai giorni 9 e 10 maggio 2021:

Tabella 4: *Numero di casi Covid-19 in Italia al 9 e 10 maggio 2021 (fonte: Ministero della Salute)*

	09/05/2021	10/05/2021
Ricoverati con sintomi	15.420	15.427
Totale ricoverati Terapia intensiva	2.192	2.158
Ingressi del giorno Terapia intensiva	103	80
Isolamento domiciliare	366.242	356.085
Totale attualmente positivi	383.854	373.670
Dimessi/guariti	3.604.523	3.619.586
Deceduti	122.833	123.031
Casi identificati da test molecolare	3.967.968	3.972.875
Casi identificati da test antigenico rapido	143.242	143.412
Casi totali	4.111.210	4.116.287
Incremento casi totali	8.292	5.080
Totale persone testate	26.539.037	26.584.979
Tamponi processati con test molecolare	46.550.555	46.631.530
Tamponi processati con test antigenico rapido	14.546.469	14.595.494
Totale tamponi effettuati	61.097.024	61.227.024
Incremento tamponi totali	226.006	130.000

Il numero di *positivi attuali* è indicato dalla voce "totale attualmente positivi". I positivi attuali risultano dalla somma delle voci "ricoverati con sintomi", "totale ricoverati Terapia intensiva" e "isolamento domiciliare". Ad esempio, per il 10 maggio 2021 si ha:

$$15.427 + 2.158 + 356.085 = 373.670$$

Sommando i ricoverati con sintomi e quelli in Terapia intensiva si ottiene il totale dei soggetti attualmente *ospedalizzati*:

$$15.427 + 2.158 = 17.585$$

La voce "ingressi del giorno Terapia intensiva" indica il numero di nuovi ricoverati in Terapia intensiva, rispetto appunto al giorno precedente.
Se ai positivi attuali aggiungiamo i "dimessi/guariti" e i "deceduti", si ottengono i "casi totali":

$$373.670 + 3.619.586 + 123.031 = 4.116.287$$

Nei bollettini, i casi Covid-19 sono anche distinti in base alla tipologia di test effettuato, i casi totali risultano infatti dalla somma delle voci "casi identificati da test molecolare" e "casi identificati da test antingenico rapido" (parleremo nello specifico dei test diagnostici Covid-19 nel capitolo 6):

$$3.972.875 + 143.412 = 4.116.287$$

Notiamo che più del 96% dei casi Covid-19 è stato confermato in seguito a tampone processato con test molecolare:

$$\frac{3.972.875}{4.116.287} = 0,965$$

Personalmente, credo che nella percezione di molti il numero di *casi totali* sia sempre stato inteso come numero complessivo di contagiati in Italia. Questo è un errore: il numero preciso dei contagiati non lo conosciamo e mai lo conosceremo (ne abbiamo già parlato nel capitolo 1), il numero di casi totali riportato nei bollettini epidemiologici fa infatti riferimento ai *casi noti*, ma non deve essere inteso come numero complessivo di soggetti contagiati in Italia, per le seguenti ragioni:
- innanzitutto ci sono gli asintomatici, difficili da notificare;
- poi ci sono i pazienti trattati a casa, presumibilmente sottostimati;
- non solo, non sono da escludere soggetti che avevano contratto l'infezione e che in seguito sono deceduti, con modalità e/o tempi tali da non consentirgli di essere registrati.

2. Valutare la diffusione del contagio

Quello che in questi casi si può fare è affidarsi a un'indagine statistica che stimi la dimensione del contagio attraverso un campione rappresentativo della popolazione. In Italia una tale indagine è stata condotta dall'Istituto nazionale di Statistica (ISTAT) dal 25 maggio al 15 luglio 2020, producendo un tasso di prevalenza a livello nazionale del 2,5%, ma si tratta di risultati ormai non più attendibili (vedere capitolo 1).

I nuovi positivi prevalenti

Quando parliamo di *nuovi positivi* si fa riferimento al concetto di *incidenza*, che al pari della prevalenza (vedere capitolo 1) costituisce un indicatore fondamentale in epidemiologia per lo studio delle malattie. L'incidenza descrive i nuovi casi in un certo periodo di tempo e in una data popolazione, e rappresenta il rischio che ha un individuo di contrarre l'infezione in quel periodo; in senso metaforico, potremmo dire che la prevalenza è la fotografia di un fenomeno, l'incidenza ne è il film. Da ricordare, comunque, che un contagiato non è necessariamente un malato, perché ci sono anche gli asintomatici, il malato infatti è colui che sviluppa uno o più sintomi tipici della malattia.

In termini di nuovi positivi, un primo dato che possiamo ricavare è quello relativo ai *nuovi positivi prevalenti*, derivante dalla variazione assoluta nel numero degli attuali positivi da un giorno al successivo, e che dipende dal numero di nuovi individui testati e risultati positivi (soggetti in entrata) e da quelli dimessi/guariti o deceduti (soggetti in uscita). Si ha:

$$373.670 - 383.854 = -10.184$$

C'è stata dunque una diminuzione di oltre 10 mila positivi attuali, che si traduce in un decremento al 10 maggio nella prevalenza dei positivi Covid-19, e di conseguenza un alleggerimento del carico dei positivi sul sistema sanitario nazionale rispetto al 9 maggio. Questa diminuzione, però, nulla ci dice su come la diffusione dell'epidemia stia progredendo nella popolazione.

I nuovi positivi incidenti

Per valutare la diffusione dell'epidemia ci servono i *nuovi positivi incidenti* (quelli cui ci si riferisce quando si parla, nel quotidiano, di "nuovi positivi"), che in generale si ottengono come differenza tra i casi totali a due diverse date. Tornando alla tabella 4, al 10 maggio si ha:

$$4.116.287 - 4.111.210 = 5.077$$

o, in alternativa, aggiungendo ai nuovi positivi attuali i nuovi dimessi/guariti e i nuovi deceduti. Calcolando dunque i nuovi dimessi/guariti:

$$3.619.586 - 3.604.523 = 15.063$$

e i nuovi deceduti:

$$123.031 - 122.833 = 198$$

si ottiene:

$$-10.184 + 15.063 + 198 = 5.077$$

Attenzione, in tabella 4 è riportato un valore pari a 5.080, perché è ciò che risulta dai dati e dai bollettini del Ministero della Salute: è da considerarsi un'anomalia nei dati pubblicati.

Al 10 maggio si osserva dunque un aumento di oltre 5 mila positivi nell'incidenza Covid-19 in Italia. Esaminando l'intera serie dei nuovi positivi incidenti, nel grafico 2, si può avere una prima idea della diffusione dell'epidemia di Covid-19 in Italia:

Grafico 2. *Numero di nuovi positivi incidenti Covid-19 in Italia, serie storica dal 24 febbraio 2020 al 10 maggio 2021 (fonte: Ministero della Salute)*

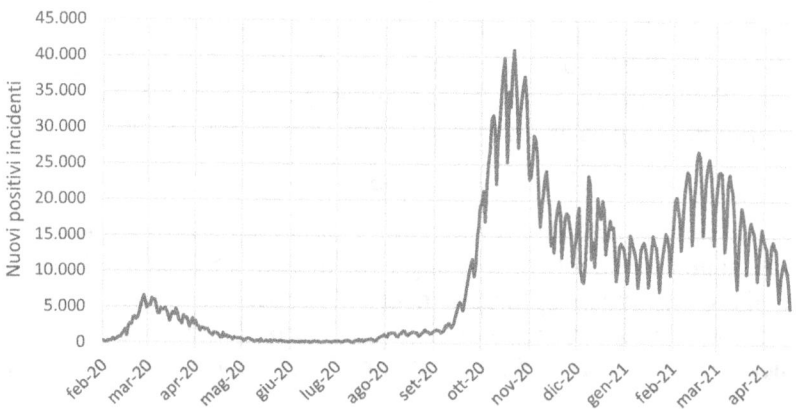

Il tasso di positività

Nei bollettini del Ministero è indicato anche il numero di tamponi effettuati quotidianamente per valutare la positività al coronavirus. La tabella 4 indica un "totale tamponi effettuati" in Italia al 10 maggio 2021 pari a 61.227.024, anche in questo caso distinti in "tamponi processati con test molecolare" e "tamponi processati con test antingenico rapido":

$$46.631.530 + 14.595.494 = 61.227.024$$

Notiamo che oltre il 76% dei tamponi Covid-19 effettuati in Italia sono stati poi processati con test molecolare:

$$\frac{46.631.530}{61.227.024} = 0,762$$

L'ultima voce in tabella 4 "incremento tamponi totali" indica il 10 maggio sono stati processati in Italia 130.000 nuovi tamponi Covid-19, valore che deriva dalla variazione nel numero totale di tamponi alle due date:

$$61.227.024 - 61.097.024 = 130.000$$

Come noto, il numero di tamponi effettuati varia da un giorno all'altro (ma anche tra regioni, nazioni, ecc.), come mostra il grafico 3:

Grafico 3: *Numero di nuovi positivi incidenti Covid-19 e numero di tamponi effettuati in Italia, serie storica dal 24 febbraio 2020 al 10 maggio 2021 (fonte: Ministero della Salute)*

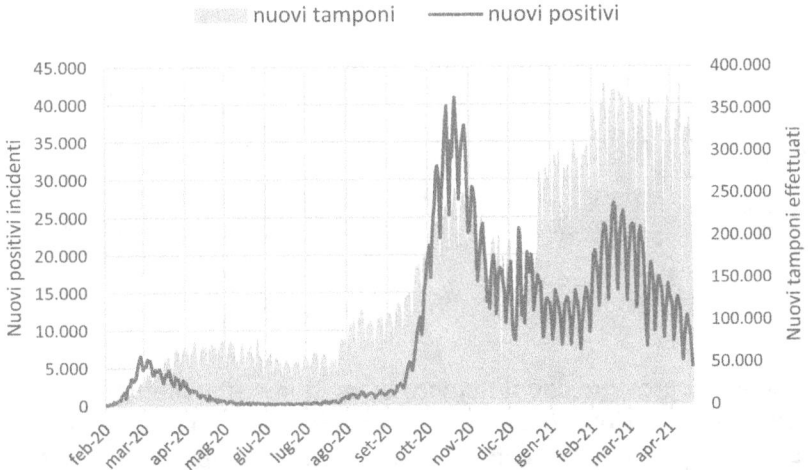

Notiamo che, in effetti, il numero di tamponi processati in Italia è variabile da inizio pandemia, risultando molto più elevato adesso che nei primi mesi dell'emergenza. È chiaro che, all'aumentare del numero di tamponi, a parità di tutte le altre condizioni aumenterà anche il numero di nuovi positivi (e così anche il numero di casi totali). La semplice serie dei nuovi positivi incidenti non è dunque sufficiente per comprendere la diffusione del contagio.

Rapportando il numero di nuovi positivi incidenti al numero di nuovi tamponi processati si ottiene il *tasso di positività*, che per il 10 maggio risulta al 3,9%:

$$\frac{5.077}{130.000} = 0,039$$

La soglia di allarme fissata dall'Organizzazione Mondiale della Sanità (OMS) è il 5%: le indicazioni per i governi sono di allentare le misure restrittive solo se il tasso di positività si trova al di sotto della soglia di allarme da almeno 2 settimane. Il grafico 4 mostra la serie storica del tasso di positività in Italia da inizio pandemia:

Grafico 4. *Tasso di positività Covid-19 in Italia, serie storica dal 24 febbraio 2020 al 10 maggio 2021 (fonti: Ministero della Salute, OMS)*

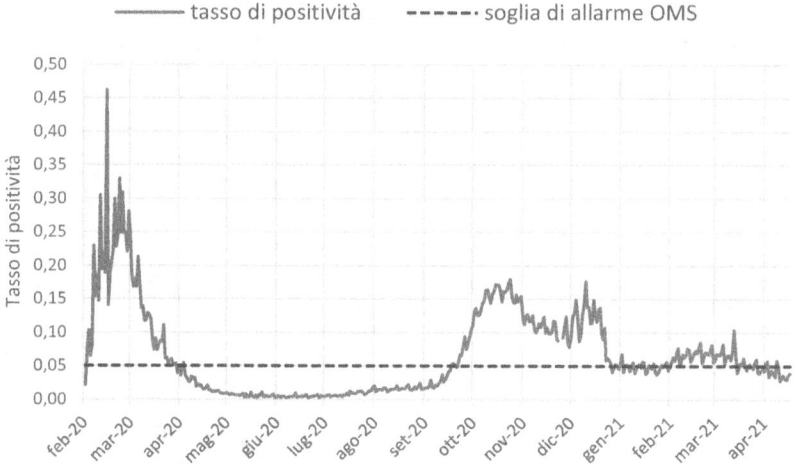

Ora, si tenga presente che il numero di tamponi effettuati è un indicatore di scarsa informazione diagnostica, in quanto, come noto, un soggetto può essere sottoposto a tampone più volte, ad esempio per valutare la negativizzazione dell'infezione. In questo senso, un indicatore preferibile è il numero di nuovi soggetti testati. La tabella 4 indica un "totale di persone testate" al 10 maggio pari a 26.584.979, il 43,4% di tutti i tamponi Covid-19 processati ad oggi in Italia:

$$\frac{26.584.979}{61.227.024} = 0,434$$

Il grafico 5 mette in evidenza le differenze tra le due serie storiche:

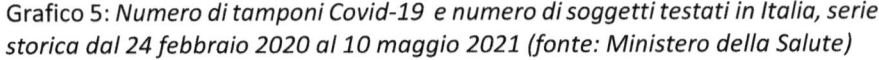

2. Valutare la diffusione del contagio

Grafico 5: *Numero di tamponi Covid-19 e numero di soggetti testati in Italia, serie storica dal 24 febbraio 2020 al 10 maggio 2021 (fonte: Ministero della Salute)*

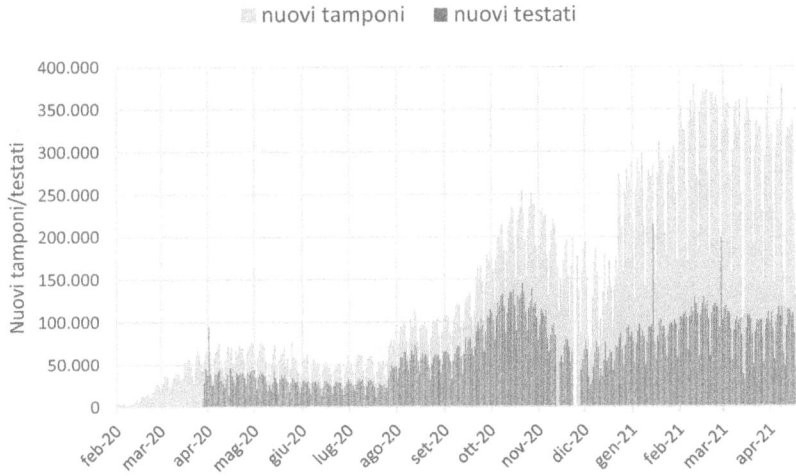

Il rapporto statistico numero di nuovi positivi incidenti sul numero di nuovi soggetti testati è certamente un indicatore da preferire allorché si desideri confrontare i numeri del contagio in due diversi momenti dell'anno (ma anche in due diverse città, regioni, nazioni, ecc.). Il grafico 6 mostra la differenza tra la serie dei nuovi positivi incidenti e quella degli stessi rapportati al numero di soggetti testati.

Per visualizzare più facilmente l'eventuale trend nella serie dei nuovi positivi rapportati al numero di nuovi testati, nel grafico 7 è stata ricavata una *media mobile* su 7 giorni (MM7). In pratica, per ciascun giorno della serie, il valore è ottenuto come media aritmetica dei 3 giorni precedenti, del giorno stesso e dei 3 giorni successivi: così facendo, si mette in conto una certa perdita di informazione a carico dei primi 3 giorni e degli ultimi 3 giorni del periodo, ma vi è il vantaggio di una riduzione della variabilità nella serie storica, da imputare a eventuali fattori in grado di determinare ricorrenti fluttuazioni nel trend, come ad esempio il ritardo nella notifica dei casi oppure la tendenza ad effettuare sistematicamente più tamponi in alcuni giorni della settimana (ecco perché abbiamo scelto una media mobile a 7 termini). Graficamente, la nuova serie apparirà più livellata (*smoothing*):

Grafico 6: *Numero di nuovi positivi Covid-19 sul numero di soggetti testati, serie storica dal 24 febbraio 2020 al 10 maggio 2021 (fonte: Ministero della Salute)*

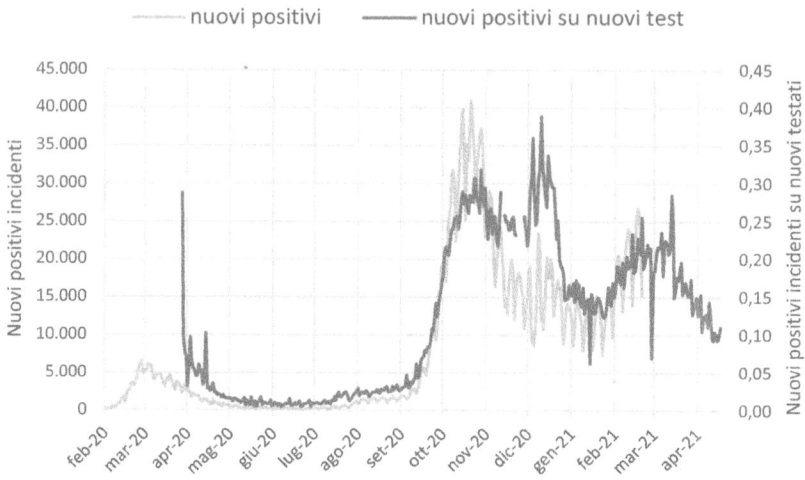

Grafico 7: *Media mobile su 7 giorni calcolata sul numero di nuovi positivi Covid-19 rapportato al numero di soggetti testati in Italia, serie storica dal 19 aprile 2020 al 10 maggio 2021 (fonte: Ministero della Salute)*

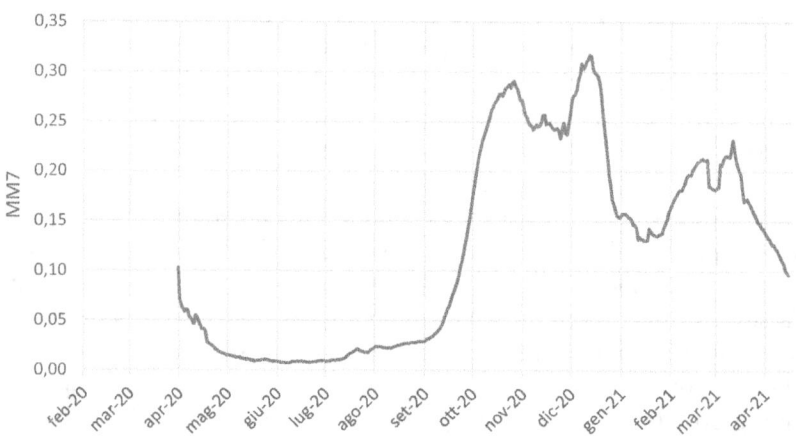

Nel grafico non è visibile la prima ondata, perché i dati sui soggetti testati sono disponibili a partire dal 19 aprile 2020. Notiamo comunque la maggiore incidenza in corrispondenza della seconda e della terza ondata.

3. Misure di mortalità

Al 10 maggio 2021, i decessi Covid-19 registrati in tutto il mondo sono 3.288.599 (dato OMS). Circa il 47% dei deceduti appartengono al continente americano, il 33% all'Europa:

Grafico 8: *Distribuzione percentuale del numero di decessi Covid-19 per continente, dati al 10 maggio 2021 (fonte: OMS)*

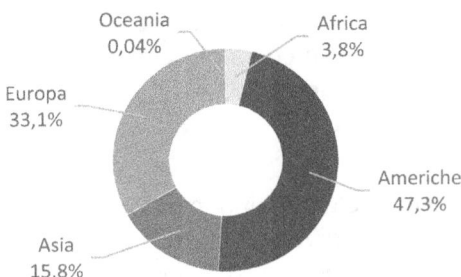

Il grafico 9 riporta la serie storica dei casi e dei decessi Covid-19 nel mondo, dal 3 gennaio 2020 al 10 maggio 2021:

Grafico 9: *Numero di casi e decessi Covid-19 nel mondo, serie storiche dal 3 gennaio 2020 al 10 maggio 2021 (fonte: OMS)*

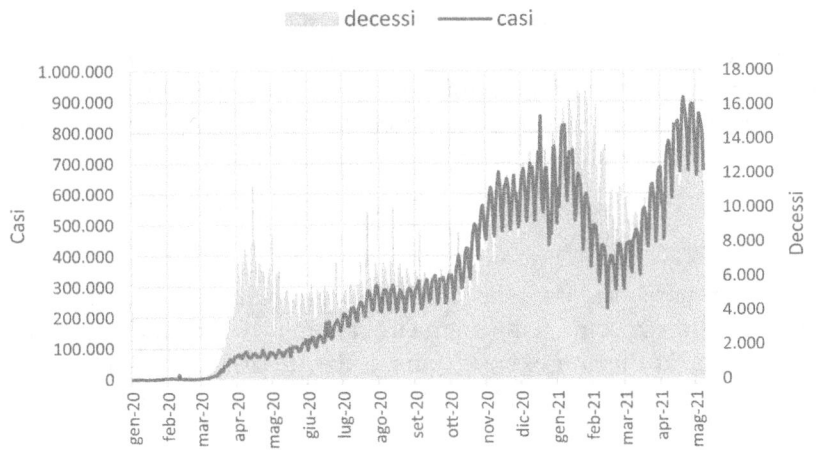

Ora, quando si parla di decessi Covid-19, molto spesso lo si fa - quanto meno nella mia percezione - non tanto per discutere del rischio di morte da SARS-CoV-2, piuttosto per confrontare l'impatto della pandemia in due diverse regioni o nazioni, spesso nel tentativo di affossare/giustificare le varie decisioni politiche e conseguenti misure restrittive che poi hanno influenzato, in un modo o nell'altro, la quotidianità dei cittadini.

Confrontare, ad esempio, due regioni italiane o due nazioni sulla base del numero dei decessi Covid-19 è sempre una mossa azzardata, l'impatto del virus è infatti influenzato da molti fattori come la demografia, le caratteristiche cliniche della popolazione, i fattori climatici, ecc. In altre parole, ogni regione o nazione è una realtà a sé, che renderebbe inappropriato il suo confronto con altre. Queste considerazioni sembrano tuttavia sfuggire nel quotidiano.

Il tasso di mortalità

Va bene, chiudiamo un occhio, e supponiamo di voler confrontare i decessi Covid-19 registrati da due diverse regioni o nazioni. Bene, l'errore che si rischia di commettere in questi casi è quello di effettuare comparazioni sulla base del numero *assoluto* di decessi. Ciò è sbagliato, in quanto il numero di abitanti è differente, con questa logica saremmo altrimenti autorizzati a confrontare, ad esempio, due regioni italiane come Lombardia e Valle d'Aosta: tenendo conto che gli abitanti della Lombardia sono circa 80 volte quelli della Valle d'Aosta, a parità di tutte le altre condizioni, in quale delle due regioni sarà più probabile osservare un maggior numero di deceduti durante una pandemia?! Occorre chiaramente tener conto (almeno) della popolazione.

Si ricorre dunque a un rapporto statistico, il *tasso di mortalità*[5]. In epidemiologia, il tasso di mortalità (M) indica, per una data malattia e con riferimento a un certo intervallo temporale (solitamente l'anno), la quota di decessi (D) sul numero medio di abitanti (P_m):

$$M = \frac{D}{P_m}$$

Quando si parla di anni, la *popolazione media*, al denominatore, è solitamente intesa come semisomma tra il numero di abitanti al 1° gennaio e lo stesso al 31 dicembre. Per l'Italia, il dato 2020 al 31/12 non è ancora noto, tuttavia, approssimando la popolazione media con il numero di

---

[5] si tratta, statisticamente, di un rapporto di derivazione

3. Misure di mortalità

abitanti al 1° gennaio 2020 (P), pari a 59.641.488 (dato ISTAT), e utilizzando il dato sul numero totale di decessi Covid-19 in Italia al 31 dicembre 2020, pari a 74.159 (dato Ministero della Salute), il tasso di mortalità (approssimato) risulta:

$$M = \frac{D}{P} = \frac{74.159}{59.641.488} = 0,00124$$

Si stima pertanto che, nel 2020, la mortalità del Covid-19 in Italia sia stata dello 0,2%, ovverosia 0,2 deceduti a causa del coronavirus ogni 100 abitanti, o ancora 124 deceduti ogni 100.000 abitanti.

La tabella 5 riporta, per ciascuna regione e provincia autonoma italiana, il numero di decessi Covid-19 al 10 maggio 2021, in termini sia assoluti che percentuali, e il tasso di mortalità ogni 100 mila abitanti (M100K):

Tabella 5: *Numero di decessi Covid-19 in Italia al 10 maggio 2021 e tasso di mortalità ogni 100 mila abitanti, dati per regione/P.A. (fonti: Ministero della Salute, ISTAT)*

Regioni/P.A.	Decessi	% Decessi	M100K
Abruzzo	2.438	2,0%	188,4
Basilicata	552	0,4%	99,8
Calabria	1.084	0,9%	57,2
Campania	6.690	5,4%	117,1
Emilia-Romagna	13.019	10,6%	291,6
Friuli-Venezia Giulia	3.744	3,0%	310,4
Lazio	7.894	6,4%	137,2
Liguria	4.245	3,5%	278,4
Lombardia	33.205	27,0%	331,1
Marche	2.970	2,4%	196,3
Molise	483	0,4%	160,7
P.A. Bolzano	1.167	0,9%	219,1
P.A. Trento	1.347	1,1%	247,0
Piemonte	11.421	9,3%	264,9
Puglia	6.128	5,0%	155,0
Sardegna	1.418	1,2%	88,0
Sicilia	5.566	4,5%	114,2
Toscana	6.402	5,2%	173,4
Umbria	1.370	1,1%	157,4
Valle d'Aosta	463	0,4%	370,3
Veneto	11.425	9,3%	234,2
Italia	123.031	100,0%	206,3

Al 10 maggio 2021, i decessi Covid-19 in Italia sono oltre 123 mila, il 27% dei quali registrati dalla Lombardia. Nel complesso, circa il 65% dei decessi sono del Nord Italia[6]:

Grafico 10: *Distribuzione percentuale del numero di decessi Covid-19 in Italia per ripartizione geografica, dati al 10 maggio 2021 (fonte: Ministero della Salute)*

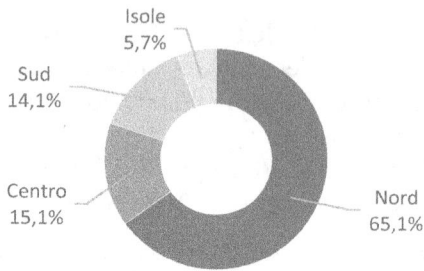

Quello che preme osservare fin da subito è che le colonne seconda e quarta della tabella 5, rispettivamente numero di decessi e tasso di mortalità ogni 100 mila abitanti, non comunicano proprio la stessa informazione statistica. Per esempio, la Valle d'Aosta si trova agli ultimi posti per numero di decessi (463, lo 0,4%), ma se teniamo conto della popolazione, allora la sua mortalità Covid-19 risulta ad oggi la più elevata in Italia, con 370,3 deceduti ogni 100 mila abitanti (segue la Lombardia). In definitiva, passando dal semplice numero di decessi al tasso di mortalità, la situazione risulta quasi capovolta.

Informazione sensazionalistica

Facciamo un altro esempio, questa volta sul versante europeo. L'immagine 1 che segue è stata estrapolata da un articolo pubblicato in data 8 marzo 2021 da un celebre giornale online. Nel titolo leggiamo: «*In Italia superati i 100mila morti Covid: è il primo Paese Ue a raggiungere questa cifra*», con tanto di immagine sensazionalistica sotto. Innanzitutto, trattandosi di pandemia, non si capisce perché debbano essere considerati i soli Paesi dell'Unione Europea, invece che tutti quelli del continente europeo;

---

[6] distribuzione delle regioni e province autonome italiane per ripartizione geografica: al Nord Italia Emilia-Romagna, Friuli-Venezia Giulia, Liguria, Lombardia, P.A. Bolzano, P.A. Trento, Piemonte, Valle d'Aosta e Veneto, al Centro Italia Lazio, Marche, Toscana e Umbria, al Sud Italia Abruzzo, Basilicata, Calabria, Campania, Molise e Puglia, nell'Italia insulare Sardegna e Sicilia

3. Misure di mortalità

diciamo subito che, considerando tutta l'Europa, l'Italia scendeva già in seconda posizione (la prima nazione era il Regno Unito). Ma, soprattutto, è stato considerato il numero assoluto di deceduti, che in effetti, in Italia, l'8 marzo 2021 aveva oltrepassato la soglia dei 100 mila (da 99.785 a 100.103).

Immagine 1: *Estratto di un articolo pubblicato in data 8 marzo 2021 da un giornale on line relativamente al numero di decessi Covid-19 in Italia*

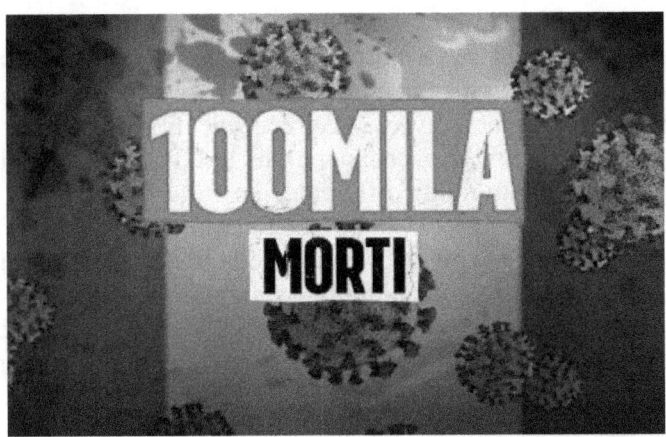

Adesso si osservi la tabella 6. Questa riporta le prime 10 nazioni europee per numero di decessi Covid-19 alla data di pubblicazione del suddetto articolo (dati OMS). Rapportando il numero di decessi[7] al numero di abitanti[8] si ottiene un'altra situazione: vediamo che il dato italiano non era il più elevato, la prima nazione era in verità Gibilterra, con 276 deceduti ogni 100 mila abitanti, mentre l'Italia si trovava in 9ª posizione con 165,6 deceduti ogni 100 mila. Una bella differenza.

Tabella 6: *Prime 10 nazioni europee per numero di decessi Covid-19 alla data dell'8 marzo 2021 (fonte: OMS)*

M100K	Nazione
276,0	Gibilterra
226,9	San Marino
206,8	Repubblica Ceca
201,8	Slovenia
193,3	Belgio
183,5	Regno Unito
173,9	Montenegro
167,1	Ungheria
165,6	ITALIA
162,5	Portogallo

Il tasso di mortalità standardizzato

Il tasso di mortalità descritto nei precedenti paragrafi è definito, più precisamente, tasso *grezzo* di mortalità, utile strumento per sintetizzare il fenomeno oggetto di studio, ma non dovrebbe essere utilizzato per operare confronti tra popolazioni diverse (nei precedenti paragrafi lo abbiamo fatto, ma solo per logiche di esposizione). La struttura delle popolazioni in esame può essere infatti molto differente, e ciò può rendere inattendibili i risultati di eventuali confronti; tanto per fare un esempio, l'Italia ha una popolazione mediamente più vecchia di quella di molte altre nazioni, ed è pertanto facile che la nostra mortalità risulti superiore a quella di molte altre popolazioni. Si ricorre allora al tasso di mortalità *standardizzato*, che rappresenta un aggiustamento del tasso grezzo, e consente di confrontare

---

[7] sono stati utilizzati i dati OMS al 9 marzo 2021, perché erano questi che si allineavano al dato italiano della Protezione civile dell'8 marzo 2021 (nei dati OMS, all'8 marzo 2021 l'Italia non aveva ancora superato la soglia dei 100 mila decessi Covid-19)
[8] sono stati utilizzati i dati OMS al 1° gennaio 2020 (vedere appendice 3)

3. Misure di mortalità

popolazioni diverse; l'aggiustamento tipico è nella distribuzione per età, ma si può standardizzare anche per genere, per etnia, ecc.[9]
Il grafico 11 riporta le regioni e province autonome italiane in base al tasso di mortalità Covid-19 standardizzato per età, con riferimento al 2020 (dati ISTAT-ISS[10]). Nelle prime 9 posizioni troviamo praticamente le regioni e province autonome del Nord Italia, 8 delle quali presentano un tasso superiore a quello nazionale. La Valle d'Aosta conferma la mortalità più elevata, seguita dalla Lombardia. Il grafico 11 è quello che effettivamente dovrebbe essere utilizzato allorché si desideri confrontare l'impatto della pandemia, in termini di decessi, di due o più regioni/P.A. italiane.

Grafico 11: *Regioni e province autonome italiane in base al tasso di mortalità Covid-19 standardizzato per età, anno 2020 (fonte: ISTAT-ISS)*

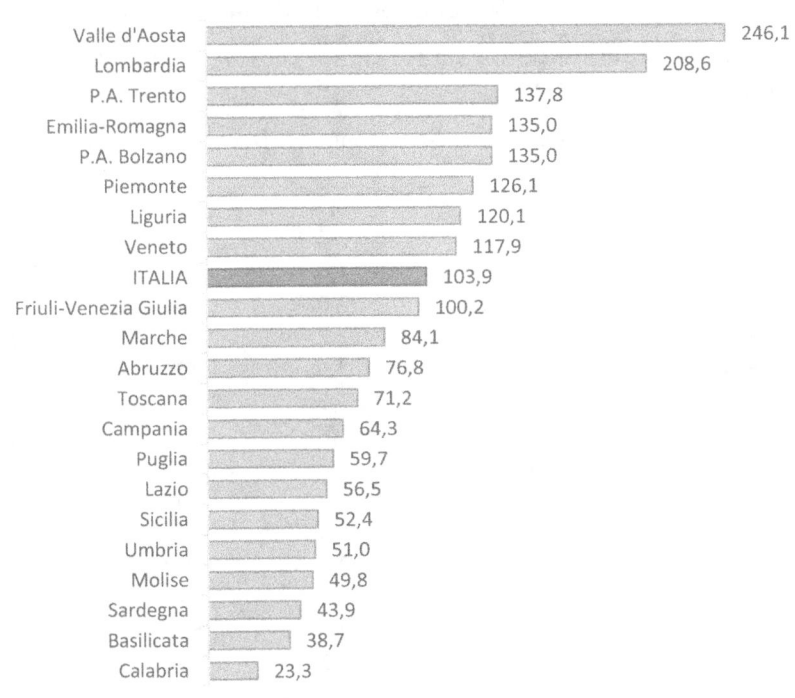

Valle d'Aosta	246,1
Lombardia	208,6
P.A. Trento	137,8
Emilia-Romagna	135,0
P.A. Bolzano	135,0
Piemonte	126,1
Liguria	120,1
Veneto	117,9
ITALIA	103,9
Friuli-Venezia Giulia	100,2
Marche	84,1
Abruzzo	76,8
Toscana	71,2
Campania	64,3
Puglia	59,7
Lazio	56,5
Sicilia	52,4
Umbria	51,0
Molise	49,8
Sardegna	43,9
Basilicata	38,7
Calabria	23,3

---

[9] il metodo di standardizzazione diretto per età è quello più utilizzato, e consiste nel sommare i tassi delle singole fasce su una popolazione di struttura standard, che per l'Italia corrisponde alla popolazione italiana all'ultimo censimento del 2011
[10] ISTAT-ISS, *Impatto dell'epidemia Covid-19 sulla mortalità totale della popolazione residente. Anno 2020*, 5 marzo 2021

Eccesso di mortalità

Secondo l'Istituto nazionale di Statistica (ISTAT), il numero di decessi per tutte le cause registrato in Italia nel 2020 è il più alto dal secondo dopoguerra: 746.146 deceduti a causa del virus SARS-CoV-2.

La tabella 7 riporta, per le varie regioni e province autonome italiane, il saldo 2020 dei decessi per tutte le cause e relative variazioni percentuali, nonché il saldo 2020 dei decessi Covid-19 e relativa percentuale sul numero di decessi totali (dati ISTAT-ISS di cui alla nota 10). In tutta Italia è stato registrato un aumento dei decessi del 15,6% rispetto al 2019, con un +24,6% al Nord Italia, e un +36,6% in Lombardia. I valori percentuali più elevati di decessi Covid-19 si osservano nel Nord Italia; il dato più alto è della Valle d'Aosta, 20,8%. Nel complesso, i decessi imputati al coronavirus rappresentano il 10% circa della mortalità totale nel 2020.

Tabella 7: *Numero di decessi Covid-19 e per tutte le cause in Italia nel 2020, dati per regione/P.A. (fonte: ISTAT)*

Regione/P.A.	Decessi totali	Variazione %	Decessi Covid-19	% Decessi Covid-19
Abruzzo	16.296	6,1	1.264	7,8
Basilicata	6.839	5,3	251	3,7
Calabria	21.331	4,0	497	2,3
Campania	59.425	7,0	3.447	5,8
Emilia-Romagna	59.665	17,2	7.825	13,1
Friuli-Venezia Giulia	16.617	12,5	1.794	10,8
Lazio	62.161	5,5	3.717	6,0
Liguria	25.827	16,8	2.851	11,0
Lombardia	136.249	36,6	25.120	18,4
Marche	20.123	12,6	1.709	8,5
Molise	4.127	5,9	203	4,9
P.A. Bolzano	5.458	22,7	792	14,5
P.A. Trento	6.626	29,9	942	14,2
Piemonte	66.054	22,9	7.583	11,5
Puglia	44.650	12,1	2.614	5,9
Sardegna	18.994	12,8	858	4,5
Sicilia	56.753	5,8	2.747	4,8
Toscana	48.135	8,6	3.604	7,5
Umbria	11.131	5,6	610	5,5
Valle d'Aosta	1.849	24,8	384	20,8
Veneto	57.836	16,7	7.079	12,2
Italia	746.146	15,6	75.891	10,2

3. Misure di mortalità

La tabella 8 riporta la differenza tra il numero di decessi totali in Italia nel 2020 e la media degli stessi per il quinquennio 2015-2019: l'*eccesso di mortalità* è di oltre 100 mila decessi[11].
Come già visto in tabella 7, i decessi Covid-19 in Italia nel 2020 sono stati 75.891, pertanto il contributo della pandemia all'eccesso di mortalità nel nostro Paese è risultato all'incirca del 75%:

$$\frac{75.891}{100.527} = 0{,}755$$

Tabella 8: *Numero di decessi per tutte le cause in Italia nel 2020 e media quinquennio 2015-2019, dati per fascia di età (fonte: ISTAT)*

Fascia di età	2020	M(2015-2019)	Scostamento
0-49	17.788	19.442	-1.654
50-64	57.395	52.032	5.363
65-79	184.708	164.598	20.110
80+	486.255	409.547	76.708
tot	746.146	645.619	100.527

Il grafico 12 consente di valutare l'eccesso di mortalità in Italia rispetto all'EU27[12] (dati Eurostat, aggiornati all'11 maggio 2021). Spicca soprattutto l'eccesso sperimentato dal nostro Paese in corrispondenza della prima ondata.

Grafico 12: *Eccesso di mortalità in Italia e nell'EU27 da gennaio 2020 a marzo 2021, dati percentuali mensili (fonte: Eurostat)*

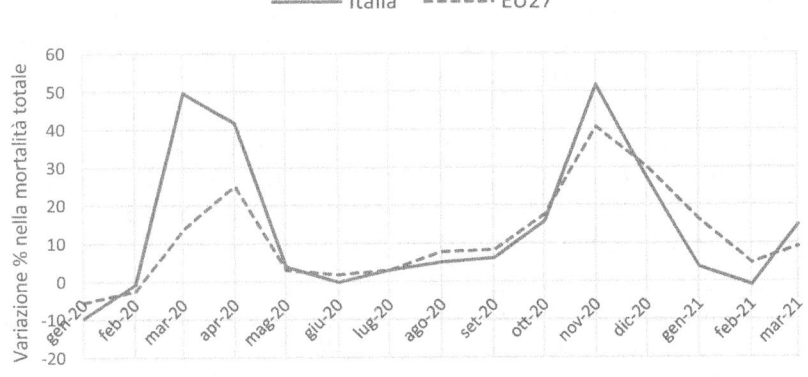

---

[11] restringendo al periodo 20 febbraio-31 dicembre 2020, il saldo decessi è +108.178
[12] l'Unione Europea nella sua attuale composizione, formata appunto da 27 Stati membri

Prime cause di morte al mondo

Il SARS-CoV-2 è una parentesi che avremmo voluto evitare, e questo è fuori dubbio; oltre 3 milioni e 200 mila deceduti in tutto il mondo sono purtroppo tanti (dato OMS al 10 maggio 2021). Ciononostante, da un punto di vita meramente numerico, con tutta probabilità la pandemia di Covid-19 non è stata la maggiore piaga del 2020.

In tabella 9 sono riportate le ultime stime dell'Organizzazione Mondiale della Sanità[13] (2019) relativamente al numero di decessi associati alle prime 10 cause di morte al mondo. Vediamo - e lo si sa da diversi anni ormai - come la prima causa di morte per numero di decessi sia rappresentata dalle cardiopatie ischemiche (infarto, angina pectoris, ecc.), con una stima di quasi 9 milioni di morti nel 2019. Segue l'ictus, con oltre 6 milioni.

Nella tabella è stata inserita anche l'informazione relativa al Covid-19, precisamente il numero di decessi attribuiti al coronavirus nel 2020. Assumendo come riferimento per le altre malattie le stime OMS dell'anno precedente, notiamo che, molto probabilmente, hanno provocato più morti le cardiopatie ischemiche, l'ictus, la BPCO, le infezioni alle vie respiratorie inferiori e la mortalità neonatale (considerate singolarmente) di quanti non ne abbia provocati il Covid-19 nel 2020.

Un'ultima considerazione, nella speranza di non cadere nella retorica. Si stima che il 20-25% degli incidenti cardiovascolari siano legati al consumo di sigarette.[14] Il tabacco causa più decessi di alcol, AIDS, droghe, incidenti stradali, omicidi e suicidi messi insieme; è una causa nota o probabile di almeno 25 malattie (BPCO, cancro, cardiopatie, vasculopatie, ecc.). L'OMS considera il fumo di tabacco la più grande minaccia per la salute, e il primo fattore di rischio delle malattie croniche non trasmissibili a livello mondiale; la stessa OMS stima che il consumo di tabacco uccida quasi 6 milioni di persone ogni anno (in queste stime sono compresi anche i numeri del fumo passivo)[15], contro il milione e 800 mila del SARS-CoV-2 nel 2020. Il tabagismo non sarà una pandemia (nel senso tecnico del termine), ma fa più morti del coronavirus, da sempre. Però su questo punto siamo tutti più o meno tranquilli.

---

[13] Global Health Estimates 2019: Deaths by Cause, Age, Sex, by Country and by Region, 2000-2019. Geneva, World Health Organization; 2020.

[14] Ministero della Salute, Direzione Generale della Prevenzione Sanitaria, *Danni derivati dall'uso del tabacco*, 2018

[15] Ministero della Salute, Direzione Generale della Prevenzione Sanitaria, *Prevenzione e controllo del tabagismo*, 2017

3. Misure di mortalità

Tabella 9: *Stima del numero di decessi nel 2019 per le prime 10 cause di morte al mondo e numero di decessi Covid-19 nel 2020 (fonte: OMS)*

Rank	Malattia	Decessi
1	Cardiopatie ischemiche	8.884.887
2	Ictus	6.193.978
3	Broncopneumopatia cronica ostruttiva (BPCO)	3.227.873
4	Infezioni alle vie respiratorie inferiori	2.593.098
5	Mortalità neonatale	2.037.549
	COVID-19	1.802.748
6	Tumore a trachea, bronchi, polmoni	1.784.109
7	Morbo di Alzheimer e altre demenze	1.639.085
8	Malattie diarroiche	1.519.229
9	Diabete mellito	1.496.094
10	Malattie renali	1.334.324

4. Misure di letalità

Un altro concetto utilizzato in epidemiologia nello studio delle malattie è quello della *letalità*, che non deve essere confusa con la mortalità. La letalità costituisce un importante indicatore della gravità di una malattia, e rappresenta una stima della probabilità di morire per un soggetto malato (la mortalità è invece una stima della probabilità di morire per un qualsiasi individuo della popolazione).
Nei prossimi paragrafi saranno descritti due diversi indici per la misura della letalità.

Case fatality ratio

Un primo indicatore utilizzato in epidemiologia come misura della letalità è il *case fatality ratio* (CFR). Esso indica, per una data malattia e con riferimento a un certo intervallo temporale (solitamente l'anno), la quota di decessi (D) registrati sul totale dei casi (C), ossia coloro cui era stata diagnosticata la malattia:

$$CFR = \frac{D}{C}$$

Ad esempio, al 10 maggio 2021, l'Italia, con 4.111.210 casi di Covid-19 e 122.833 decessi (dati OMS), presenta un CFR del 3%:

$$CFR = \frac{122.833}{4.111.210} = 0,0299$$

In altri termini, il Covid-19 si è rivelato letale per il 3% di coloro cui era stata confermata l'infezione da SARS-CoV-2.
Questo risultato pone il nostro Paese in 7ª posizione in Europa, come mostrato dal grafico 13, che riporta le prime 10 nazioni europee con il CFR più alto alla data del 10 maggio 2021 (dati OMS); la nazione del continente europeo con il valore più alto è attualmente la Bosnia ed Erzegovina, con un CFR del 4,39%, seguita dalla Bulgaria. A livello mondiale, la prima nazione è lo Yemen, con un preoccupante 23,13%, seguito dal Messico (grafico 14).
Il grafico 15 riporta invece la serie storica del CFR osservati da Italia ed Europa durante la pandemia. Come possiamo notare, i valori di letalità registrati dal nostro Paese si trovano sempre al di sopra di quelli europei.

4. Misure di letalità

Grafico 13: *Prime 10 nazioni in Europa in base al case fatality ratio del Covid-19 al 19 marzo 2021 (fonte: OMS)*

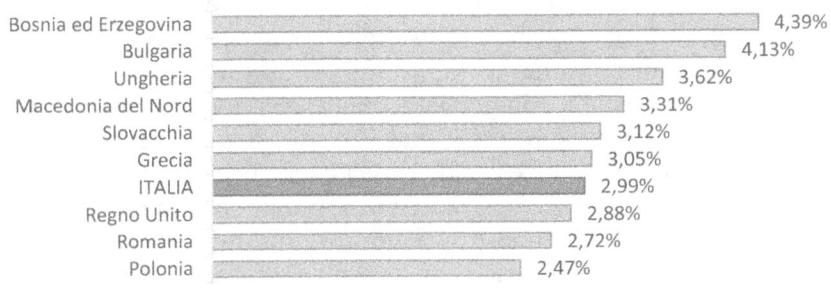

Grafico 14: *Prime 10 nazioni al mondo in base al case fatality ratio del Covid-19 al 10 maggio 2021 (fonte: OMS)*

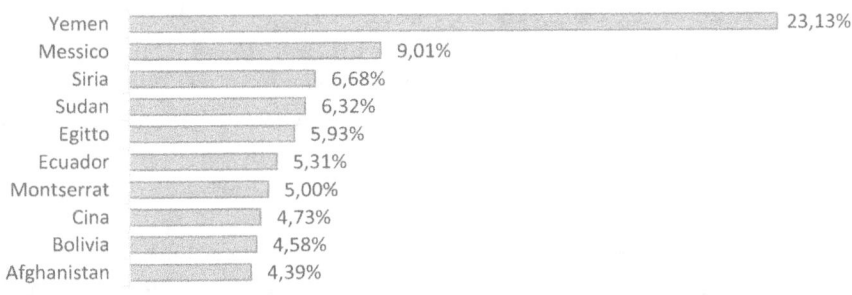

Grafico 15: *Case fatality ratio del Covid-19 in Italia ed Europa, serie storiche dal 3 gennaio 2020 al 10 maggio 2021 (fonte: OMS)*

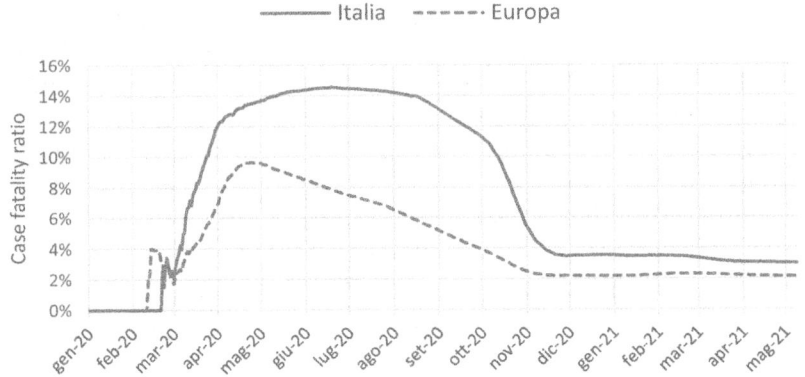

Il CFR ha comunque diversi limiti:
- innanzitutto, in questi casi è possibile che per alcuni soggetti sia sopraggiunta la morte prima ancora di essere testati, il che si traduce in una possibile sottostima del numero di decessi Covid-19 (al numeratore);
- detta sottostima dovrebbe comunque essere più o meno compensata da un certo numero di deceduti erroneamente attribuiti al SARS-CoV-2 nell'usuale conta dei decessi Covid-19, il numero ufficiale dei deceduti è infatti da intendersi come numero di deceduti positivi al coronavirus, ma deceduto positivo non significa necessariamente deceduto a causa del virus;
- non solo, affidarsi al numero di casi confermati (al denominatore), e non a quelli effettivi, porta generalmente a un tasso di letalità sovrastimato; in effetti, le stime ISTAT dei contagiati in Italia nel 2020 erano risultate all'incirca 6 volte superiori a quanto registrato dalla sorveglianza (vedere capitolo 1);
- il CFR, inoltre, risulta fortemente influenzato dalla politica dei test adottata, ed è logico assumere che una nazione nel pieno dell'emergenza (crescita esponenziale dei contagi) abbia un sistema sanitario saturo, il che molto probabilmente la porterà a testare prevalentemente soggetti sintomatici, con conseguente sovrastima del CFR;
- infine, si assume che tutti i casi confermati si siano già risolti in guarigione o decesso: è chiaramente un errore, alcuni casi attivi infatti potrebbero andare incontro a decesso in seguito, in questo caso con conseguente sottostima del valore dell'indice.

Tutto questo per dire che, in verità, il CFR non è un buon indicatore di letalità.

In Italia, nei primi mesi della pandemia anche l'Istituto Superiore di Sanità (ISS), nei suoi aggiornamenti periodici, aveva cominciato a diffondere il dato sulla letalità del virus SARS-CoV-2 in Italia. Per esempio, il comunicato stampa ISS n° 21 del 13 marzo 2020 recitava «*La letalità (intesa come numero dei morti sul totale malati) del Covid-19 in Italia al momento è del 5,8% (...)*». Si trattava del CFR. Volendo ricostruire il calcolo relativo al dato citato nel comunicato stampa, consultando il bollettino epidemiologico ISS del 12 marzo 2020 osserviamo che i casi Covid-19 confermati in Italia erano 13.882, di cui 803 deceduti, pertanto il calcolo dietro il dato allora comunicato era stato probabilmente il seguente:

$$\frac{803}{13.882} = 0,058$$

Ciò sollevò un po' di polemiche, perché il dato fornito era in effetti un po' fuorviante: non venne specificato che si trattava della presunta letalità tra i casi confermati (CFR), e non della letalità del Covid-19 in generale in Italia, invece descritta da un altro indicatore, l'IFR.

L'infection fatality ratio

Un indicatore migliore per la misura della letalità è senz'altro l'*infection fatality ratio* (IFR). Esso indica, per una data malattia e con riferimento a un dato intervallo temporale, la quota di decessi (D) sul totale di soggetti contagiati (C):

$$IFR = \frac{D}{C}$$

Al denominatore, adesso, non abbiamo i casi confermati (come nel CFR), bensì il totale dei contagiati. In altre parole, l'IFR misura la letalità della malattia non sulla base dei soli casi conosciuti, ma nella popolazione in generale, dato sicuramente più interessante.
Dalla formula dell'indice IFR si può ricavare poi il *tasso di sopravvivenza* (S), ovvero il suo complementare:

$$S = 1 - IFR$$

Ovviamente, non possiamo conoscere con precisione il numero di soggetti contagiati, ed è anche per questo che il CFR, con tutti i suoi limiti, rimane comunque di più largo impiego; in verità, l'indagine di sieroprevalenza ISTAT del 2020 aveva prodotto una stima a livello nazionale del 2,5% (vedere capitolo 1), ma chiaramente, dopo tanti mesi, i risultati dell'indagine non sono più attendibili.

5. Deceduti *per* o *con* Covid-19

Nel capitolo 4 abbiamo visto come il CFR non sia un buon indicatore per misurare la letalità di una malattia in una popolazione, per tutta una serie di ragioni: una di queste è che nei casi confermati, al suo denominatore, finisce anche un certo numero di deceduti erroneamente attribuiti al SARS-CoV-2 nella quotidiana conta dei decessi Covid-19.

In effetti, una delle domande che più hanno caratterizzato questi mesi di emergenza è indubbiamente la seguente: i deceduti Covid-19 comunicati dal Ministero della Salute sono tutti morti a causa del coronavirus (deceduti *per* Covid-19), o, in alcuni casi, perché in condizioni psico-fisiche già precarie al momento del contagio (deceduti *con* Covid-19)?

Comorbidità in Italia

L'Istituto Superiore di Sanità (ISS) pubblica e aggiorna frequentemente i dati sulle caratteristiche dei pazienti deceduti positivi al SARS-CoV-2 in Italia, riportati dalla Sorveglianza Integrata Covid-19, coordinata dallo stesso ISS.

Consultiamo l'ultimo aggiornamento[13] ISS al 28 aprile 2021, basato sui 118.592 decessi Covid-19 confermati al 28 aprile 221 (l'ultimo dato, al 10 maggio 2021, ne indica 123.031). Il genere predominante tra i deceduti è quello maschile:

Grafico 16: *Distribuzione percentuale dei decessi Covid-19 in Italia per genere, dati relativi ai 118.592 deceduti al 28 aprile 2021 (fonte: ISS)*

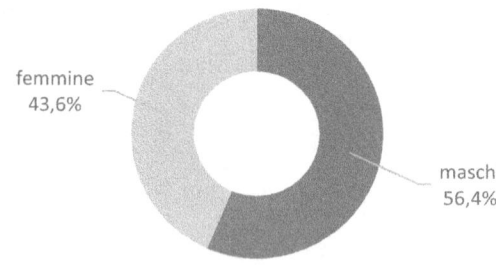

---

[13] *Caratteristiche dei pazienti deceduti positivi all'infezione da SARS-CoV-2 in Italia*, ISS, aggiornamento del 28 aprile 2021

5. Deceduti *per* o *con* Covid-19

Nell'infografica ISS di cui alla nota 13 è riportata anche la distribuzione percentuale dei pazienti deceduti positivi al SARS-CoV-2 per fascia di età[14] (grafico 17). La quasi totalità dei pazienti deceduti positivi al SARS-CoV-2 aveva almeno 50 anni (98,9%). La fascia di età più colpita è 80-89 anni, con il 41% dei decessi (39,6% per i maschi, 42,9% per le femmine).

Grafico 17: *Distribuzione percentuale dei decessi Covid-19 in Italia per fascia di età, dati relativi ai 118.592 deceduti al 28 aprile 2021 (fonte: ISS)*

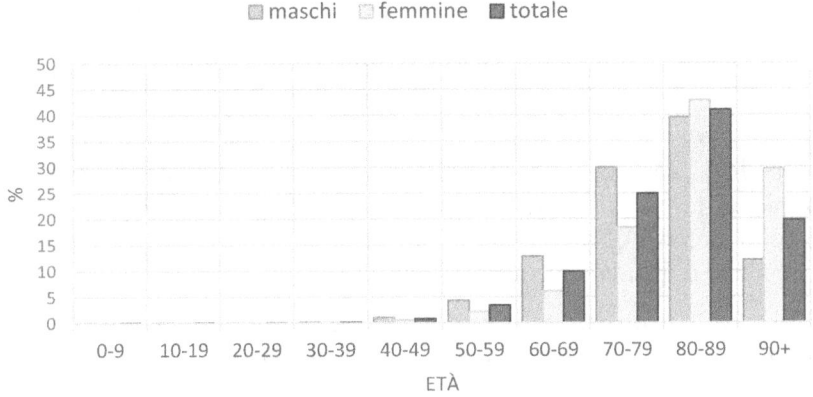

L'età media dei pazienti deceduti è 81 anni. L'età mediana[15] è invece 82 anni, ed è più alta di 35 anni rispetto a quella dei soggetti che hanno contratto l'infezione (47 anni).
Ora, dei 118.592 deceduti, per 7.199 (il 6,1%) è stato possibile analizzare la cartella clinica; si tratta dunque di un campione non casuale, e pertanto non rappresentativo[16]. I risultati dell'analisi suggeriscono che i soggetti, nella maggior parte dei casi, non erano "sani", nel senso che i più presentavano una o più patologie preesistenti (*comorbidità*), come indicato dalla tabella 10. Notiamo che solo 214 non avevano patologie pregresse, cioè il 3% del campione, il rimanente 97% (6.985 soggetti) presentava almeno una patologia preesistente, diagnosticata cioè prima di

---

[14] per 3 decessi non è stato possibile valutare l'età
[15] la mediana è un indice di posizione, che taglia in due parti uguali l'ordinamento, lasciandosi a sinistra il 50% dei valori più piccoli e a destra il 50% di quelli più grandi: in questo caso, il risultato ci dice che il 50% dei deceduti aveva almeno 82 anni
[16] un campione può essere considerato *rappresentativo* se viene selezionato casualmente, in questo caso è infatti possibile generalizzare i risultati dell'indagine campionaria all'intera popolazione

contrarre l'infezione da SARS-CoV-2. Il numero medio di patologie pregresse nel campione è pari a 3,6 (3,5 per i maschi, 3,8 per le femmine), il numero mediano è 3 (3 per i maschi, 4 per le femmine).

Tabella 10: *Numero di patologie pregresse osservate nel 6,1% dei deceduti Covid-19 in Italia al 28 aprile 2021 (fonte: ISS)*

Numero patologie	TOT	Maschi	Femmine
0	214	156	58
1	837	541	296
2	1.326	827	499
3+	4.822	2.761	2.061
	7.199	4.285	2.914

In tabella 11 sono elencate le patologie più comunemente riscontrate nel campione: la più frequente è l'ipertensione arteriosa, osservata in 3.108 deceduti (65,6%), seguita da diabete mellito di tipo 2, cardiopatie ischemiche e fibrillazione atriale.

Tabella 11: *Le patologie pregresse più comunemente osservate nel 6,1% dei deceduti Covid-19 in Italia al 28 aprile 2021 (fonte: ISS)*

Patologia pregressa	TOT	Maschi	Femmine
Ipertensione arteriosa	4.729	2.747	1.982
Diabete mellito di tipo 2	2.118	1.318	800
Cardiopatia ischemica	2.019	1.332	687
Fibrillazione atriale	1.759	1.008	751
Demenza	1.677	749	928
Insufficienza renale cronica	1.533	953	580
Broncopneumopatia cronica ostruttiva (BPCO)	1.232	827	405
Cancro attivo negli ultimi 5 anni	1.194	758	436
Scompenso cardiaco	1.136	614	522
Ictus	829	467	362
Obesità	822	491	331
Insufficienza respiratoria	482	273	209
Epatopatia cronica	360	235	125
Malattie autoimmuni	317	143	174
Dialisi	161	107	54
HIV	18	16	2

Il 90,3% dei deceduti presentava, nella diagnosi di ricovero, condizioni o sintomi compatibili con il SARS-CoV-2. Prima del ricovero in ospedale, il 20% dei pazienti deceduti seguiva una terapia con ACE-inibitori e il

5. Deceduti *per* o *con* Covid-19

13% una terapia con Sartani (bloccanti del recettore per l'angiotensina, per l'ipertensione).
Dispnea, febbre e tosse i sintomi più comuni; l'insufficienza respiratoria è stata la complicanza più frequente (93,7%). L'8,6% era asintomatico.

Definire i casi Covid-19

Secondo le indicazioni dell'Istituto Superiore di Sanità (ISS)[17], per la definizione di "caso" occorre far riferimento alla Circolare 705 del Ministero della Salute dell'8 gennaio 2021. La definizione[18] si basa sulla presenza di criteri clinici, radiologici, di laboratorio ed epidemiologici:

a) *criteri clinici*: presenza di almeno un sintomo tra tosse, febbre, dispnea, esordio acuto di anosmia, ageusia o disgeusia; altri sintomi meno specifici possono includere cefalea, brividi, mialgia, astenia, vomito e/o diarrea;
b) *criteri radiologici*: quadro radiologico compatibile con Covid-19;
c) *criteri di laboratorio*: rilevamento di acido nucleico di SARS-CoV-2 in un campione clinico, oppure rilevamento dell'antigene SARS-CoV-2;
d) *criteri epidemiologici*: almeno uno dei due seguenti link epidemiologici:
   - contatto stretto con un caso confermato di Covid-19 nei 14 giorni precedenti l'insorgenza dei sintomi; se il caso non presenta sintomi, si definisce "contatto" una persona che ha avuto contatti con il caso indice in un arco di tempo che va da 48 ore prima della raccolta del campione che ha portato alla conferma e fino a 14 giorni dopo o fino al momento della diagnosi e dell'isolamento del caso;
   - essere residente/operatore, nei 14 giorni precedenti l'insorgenza dei sintomi, in contesti sanitari (ospedalieri e territoriali) e socioassistenziali/sociosanitari quali RSA, lungodegenze, comunità chiuse o semichiuse (ad esempio

---

[17] Gruppo di Lavoro ISS Cause di morte COVID-19, Gruppo di lavoro Sovrintendenza sanitaria centrale - INAIL, ISTAT. *COVID-19: rapporto ad interim su definizione, certificazione e classificazione delle cause di morte. Aggiornamento del Rapporto ISS COVID-19 n. 49/2020. Versione del 26 aprile 2021*. Roma: Istituto Superiore di Sanità; 2021. (Rapporto ISS COVID-19 n. 10/2021).
[18] l'ISS precisa che la definizione di "caso" può essere comunque rivista in base all'evoluzione della situazione epidemiologica e delle conoscenze scientifiche disponibili

carceri, centri di accoglienza per migranti) in cui vi sia trasmissione di SARS-CoV-2.

Possiamo adesso fornire le seguenti definizioni di "caso" di Covid-19:
- ✓ *caso possibile*: una persona che soddisfi i criteri clinici di cui al punto a);
- ✓ *caso probabile*: una persona che soddisfi i criteri clinici di cui al punto a) con un link epidemiologico di cui al punto d), oppure una persona che soddisfi i criteri radiologici di cui al punto b);
- ✓ *caso confermato*: una persona che soddisfi i criteri di laboratorio di cui al punto c), cioè risultata positiva a un test diagnostico.

Definire i decessi Covid-19

Sempre sulla base delle indicazioni ISS di cui alla nota 17, per considerare un decesso come dovuto a Covid-19 (decesso *per* Covid-19) devono essere presenti tutti e quattro i seguenti criteri:
1. decesso occorso in un paziente definibile come caso confermato di Covid-19;
2. presenza di un quadro clinico suggestivo di Covid-19, con riferimento ai criteri clinici di cui al punto a) al paragrafo precedente; si tenga presente che la definizione di quadro clinico compatibile è di pertinenza del medico (curante o necroscopo) che certifica le cause di morte;
3. assenza di una chiara causa di morte diversa dal Covid-19, o comunque non riconducibile all'infezione da SARS-CoV-2 (ad esempio un trauma); sono escluse le eventuali patologie pregresse;
4. assenza di periodo di recupero clinico completo tra la malattia e il decesso, cioè la documentata completa remissione del quadro clinico e strumentale dell'infezione da SARS-CoV-2.

In altre parole, in base alle indicazioni dell'Istituto Superiore di Sanità (ISS), in Italia un soggetto deceduto può essere classificato come decesso *per* Covid-19, ossia un decesso Covid-19 "confermato", solamente se si tratta di un soggetto sintomatico risultato positivo al test, mai guarito dai sintomi e senza una chiara evidenza di altra causa di morte. Quando questi quattro criteri sono tutti contemporaneamente soddisfatti, allora si conferma il decesso Covid-19. I decessi confermati sono quelli comunicati quotidianamente dal Ministero della Salute.

Tuttavia, un deceduto *per* Covid-19 non necessariamente era un caso "confermato" da evidenze di laboratorio, tra le indicazioni ISS leggiamo infatti che un decesso può essere certificato come dovuto a infezione da

SARS-CoV-2 anche quando si ritiene che il paziente fosse un caso "probabile" di Covid-19, anche solo "possibile" (a patto che risultino comunque verificati i punti 2, 3 e 4 di cui sopra), cioè un decesso occorso in un paziente che avesse semplicemente manifestato almeno uno dei sintomi tipici di cui al punto a) quali febbre, tosse, brividi, ecc., alcuni dei quali, per altro, tipici anche di una comune sindrome influenzale.

La compilazione delle schede di morte

Consultiamo ora le linee guida[19] dell'Istituto nazionale di Statistica (ISTAT) per la compilazione delle schede di morte[20], che alimentano l'indagine ISTAT sulle cause di morte in Italia (ma non i dati aggiornati dal Ministero della Salute). Per la certificazione del decesso è prevista la compilazione di due parti:

A. parte A, a cura del *medico*: il Regolamento[21] di polizia mortuaria prevede che ogni medico, in caso di decesso di persona da lui assistita o quando chiamato a constatare un decesso, ha l'obbligo di denunciare al sindaco la malattia che a suo giudizio ne sarebbe stata la causa, entro 24 ore dall'accertamento del decesso;

B. parte B, a cura dell'*ufficiale di stato civile*: dopo la compilazione della parte sanitaria da parte del medico, il modello deve essere inviato al Comune di evento (dai congiunti, da un loro delegato o dalla Direzione sanitaria se il decesso avviene in ospedale o in casa di cura) affinché sia completato dall'ufficiale di stato civile, che deve inserire le informazioni socio-demografiche.

Una volta completate entrambe le parti della scheda, le due copie (il Regolamento di polizia mortuaria prevede che i modelli siano redatti in duplice copia) vengono avviate a due percorsi differenti: una copia viene inviata alla ASL del territorio in cui è avvenuto il decesso, l'altra all'ISTAT.

Ora, per quanto riguarda la parte A, al quesito 4 il medico certificatore deve riportare tutte le condizioni che hanno contribuito a determinare il decesso (immagine 2). Anche il quesito 4 è composto da due parti:

I. parte I: deve essere riportata la sequenza di condizioni che ha condotto direttamente al decesso (se questo è dovuto a più sequenze indipendenti, deve essere riportata quella ritenuta

---

[19] *Indicazioni per la compilazione della scheda di morte da Covid-19*, ISTAT, 4 marzo 2021
[20] modelli ISTAT D4 e D4bis per i soggetti rispettivamente oltre il 1° e nel 1° anno di vita
[21] Decreto del Presidente della Repubblica n. 285 del 10 settembre 1990

maggiormente responsabile): nella riga 1 deve essere indicata la *causa iniziale*[22] di morte, ossia l'origine della sequenza, mentre nelle righe 2, 3 e 4 le condizioni o complicazioni scaturite direttamente dalla causa iniziale (la condizione riportata in una riga deve aver provocato quella riportata nella riga successiva);

II. parte II: qui devono essere indicate le condizioni che, pur non rientrando nella sequenza, abbiano comunque contribuito al decesso, aggravando le condizioni generali del paziente, o limitando la possibilità di guarigione o terapia.

Immagine 2: *Quesito 4 della parte A di una scheda di morte ISTAT per la certificazione dei decessi Covid-19 (fonte: ISTAT)*

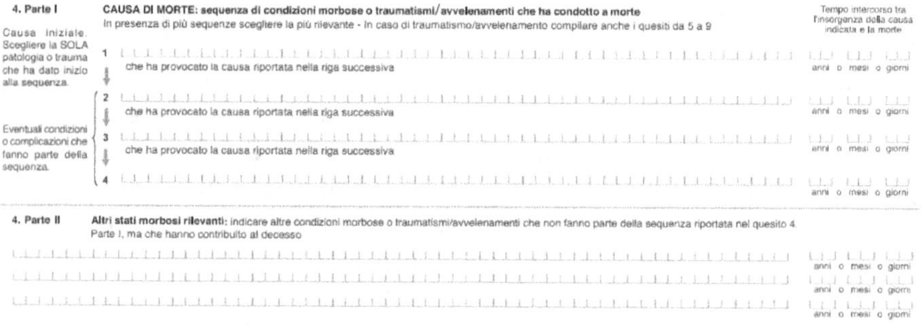

Le indicazioni ISTAT su come riportare il Covid-19 al quesito 4 sono le seguenti:
- ➢ quando un decesso è dovuto a Covid-19, questa condizione è probabilmente la causa iniziale di morte, e quindi deve essere riportata sulla riga 1 della parte I; se il Covid-19 dà origine a condizioni potenzialmente letali, queste ulteriori condizioni devono essere elencate sulle righe successive;
- ➢ il Covid-19 può manifestarsi in maniera più severa nei soggetti con comorbidità, ovvero in presenza di condizioni croniche preesistenti[23] (tumori, malattie circolatorie, ecc.) o condizioni che

---

[22] la definizione dell'Organizzazione Mondiale della Sanità (OMS) di *causa iniziale* di morte, utilizzata a livello internazionale per rappresentare i dati di mortalità di una nazione, è la seguente: «*la malattia o il traumatismo che ha dato inizio alla catena di eventi morbosi che ha portato direttamente alla morte, oppure le circostanze dell'incidente o della violenza che hanno provocato il trauma mortale*»

[23] una patologia preesistente è definita come qualsiasi patologia che abbia preceduto l'infezione da SARS-CoV-2 e che abbia contribuito al decesso, pur non facendo parte della sequenza di cause che hanno condotto alla morte

5. Deceduti *per* o *con* Covid-19

provocano una riduzione della capacità polmonare (asma, broncopneumopatia cronica ostruttiva, ecc.); queste condizioni, che possono aver aumentato il rischio di morte (concause di morte), devono essere riportate nella parte II del quesito 4;

➢ nella parte II può essere comunque menzionato anche il Covid-19, allorché si ritenga che esso non abbia causato direttamente il decesso.

Nell'immagine 3 (estrapolata dal report ISS di cui alla nota 17) è riportato l'esempio di un decesso Covid-19 confermato da test di laboratorio; il soggetto era stato ricoverato in ospedale per una polmonite interstiziale, che a sua volta aveva poi determinato un'insufficienza respiratoria ipossica. Si tratta di un soggetto con comorbidità, in quanto obeso e con insufficienza renale cronica da 20 anni.

Immagine 3: *Esempio di certificazione di un decesso Covid-19 confermato da test di laboratorio (fonte: ISS)*

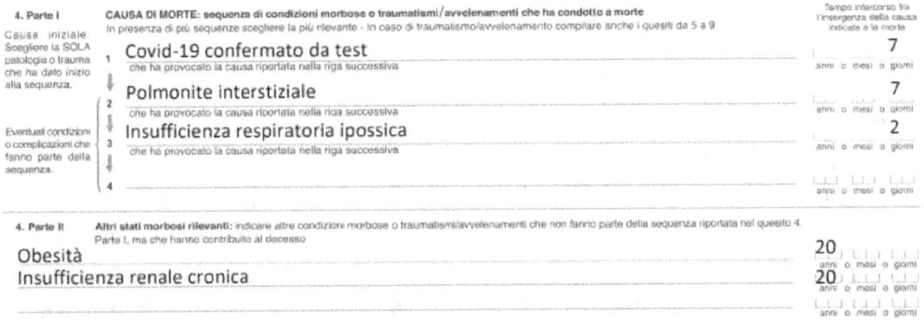

4. Parte I		CAUSA DI MORTE: sequenza di condizioni morbose o traumatismi/avvelenamenti che ha condotto a morte In presenza di più sequenze scegliere la più rilevante - In caso di traumatismo/avvelenamento compilare anche i quesiti da 5 a 9	Tempo intercorso tra l'insorgenza della causa indicata e la morte
Causa iniziale Scegliere la SOLA patologia o trauma che ha dato inizio alla sequenza	1	Covid-19 confermato da test	7 anni o mesi o giorni
		che ha provocato la causa riportata nella riga successiva	
	2	Polmonite interstiziale	7 anni o mesi o giorni
		che ha provocato la causa riportata nella riga successiva	
Eventuali condizioni o complicazioni che fanno parte della sequenza.	3	Insufficienza respiratoria ipossica	2 anni o mesi o giorni
		che ha provocato la causa riportata nella riga successiva	
	4		anni o mesi o giorni

4. Parte II	Altri stati morbosi rilevanti: indicare altre condizioni morbose o traumatismi/avvelenamenti che non fanno parte della sequenza riportata nel quesito 4. Parte I, ma che hanno contribuito al decesso	
	Obesità	20 anni o mesi o giorni
	Insufficienza renale cronica	20 anni o mesi o giorni

In generale, in presenza dei criteri clinici, radiologici, di laboratorio ed epidemiologici di cui ai punti a), b), c) e d) al secondo paragrafo, occorre sempre menzionare il Covid-19 come causa di morte, riportando anche il risultato di un eventuale test positivo.

Ciononostante, nelle linee guida ISTAT leggiamo: «*È importante riportare sempre l'informazione, confermata o sospetta, della presenza di Covid-19. Se si ritiene che il Covid-19 abbia causato direttamente il decesso, riportare questa condizione in parte I, anche se non c'è una diagnosi confermata. Riportare comunque la condizione indicando "probabile" o "sospetta"* (…)». Ne è un esempio l'immagine 4 (anche questa estrapolata dal report ISS di cui alla nota 17), che riporta il caso di un decesso Covid-19 "possibile"; il soggetto era stato ricoverato in ospedale per una malattia respiratoria acuta, e 3 anni prima era stato colpito da ictus ischemico. Il punto è dunque il seguente: anche se non c'è una diagnosi confermata, il solo sospetto che il decesso sia stato causato dal SARS-COV-2 porterà, in prima battuta, ad attribuire la morte del paziente al Covid-19, in attesa poi di valutare se la malattia da coronavirus sia stata davvero la causa iniziale (applicando le regole di codifica OMS).

Immagine 4: *Esempio di certificazione di un decesso Covid-19 "possibile" (fonte: ISS)*

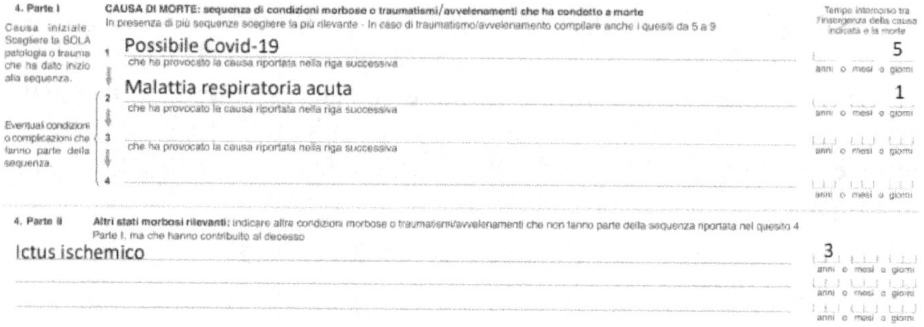

4. Parte I		CAUSA DI MORTE: sequenza di condizioni morbose o traumatismi/avvelenamenti che ha condotto a morte	Tempo intercorso tra
Causa iniziale Scegliere la SOLA patologia o trauma che ha dato inizio alla sequenza.	1	Possibile Covid-19	5
		che ha provocato la causa riportata nella riga successiva	anni o mesi o giorni
	2	Malattia respiratoria acuta	1
Eventuali condizioni o complicazioni che fanno parte della sequenza.		che ha provocato la causa riportata nella riga successiva	anni o mesi o giorni
	3	che ha provocato la causa riportata nella riga successiva	
	4		
4. Parte II		Altri stati morbosi rilevanti: indicare altre condizioni morbose o traumatismi/avvelenamenti che non fanno parte della sequenza riportata nel quesito 4 Parte I, ma che hanno contribuito al decesso	
		Ictus ischemico	3

Decessi *per* o *con* Covid-19

Torniamo ora alla domanda a inizio capitolo: i deceduti Covid-19 comunicati dal Ministero della Salute sono tutti morti a causa del coronavirus (deceduti *per* Covid-19), o, in alcuni casi, quanto meno in Italia, perché in condizioni psico-fisiche già precarie al momento del contagio (deceduti *con* Covid-19)? La domanda è legittima:

1. in primis, per la questione della *comorbidità*: come abbiamo visto, le informazioni derivanti dall'analisi del campione di 7.199 deceduti positivi - quelli per i quali era stato possibile esaminare la cartella clinica - suggeriscono che, nella maggior parte dei casi, i soggetti avevano più patologie pregresse (cancro, cardiopatie ischemiche, insufficienza renale cronica, insufficienza respiratoria, ecc.), e che la diagnosi di ricovero non era da correlarsi all'infezione nel 9,7% dei casi (alcune diagnosi riguardavano esclusivamente patologie neoplastiche, altre patologie cardiovascolari, patologie gastrointestinali, ecc.);
2. la seconda ragione è legata alle indicazioni ISTAT per la certificazione dei decessi nelle schede di morte: come abbiamo visto, nella riga 1 della parte I del quesito 4 il medico certificatore deve riportare il Covid-19 come causa iniziale del decesso anche quando, in assenza di diagnosi confermata, egli ritiene, o anche solo sospetta, che il Covid-19 abbia dato inizio alla catena di

5. Deceduti *per* o *con* Covid-19

eventi morbosi che poi ha condotto il soggetto alla morte, il che implica, in definitiva, che i decessi Covid-19 possono aumentare anche quando il virus SARS-CoV-2 ne è considerato la causa "probabile" o anche solo "possibile" (dipenderà dalla valutazione finale).

Per rispondere alla domanda in questione torniamo a luglio 2020, quando l'Istituto nazionale di Statistica (ISTAT), in un report[24] prodotto in collaborazione con l'Istituto Superiore di Sanità (ISS), dopo aver analizzato le informazioni riportate dai medici in 4.942 schede di morte di soggetti diagnosticati microbiologicamente con test positivo al SARS-CoV-2 (il 15,6% delle segnalazioni pervenute), comunicava che il Covid-19 era da considerare la causa direttamente responsabile della morte nell'89% dei soggetti deceduti positivi. Citiamo testualmente dal report ISTAT: «*In base all'analisi condotta sulle schede di decesso, Covid-19 è la causa direttamente responsabile della morte, ossia è la causa iniziale, nell'89% dei decessi di persone positive al test SARS-CoV-2. In questi casi, la morte è quindi causata direttamente da Covid-19, seppure spesso sovrapposto ad altre malattie preesistenti, e dalle sue complicanze. In altri termini è presumibile che il decesso non si sarebbe verificato se l'infezione da SARS-CoV-2 non fosse intervenuta. Nel restante 11% dei casi il decesso si può ritenere dovuto ad un'altra malattia (o circostanza esterna). (…)*». Quindi il fatto era già piuttosto chiaro mesi fa: non è mancanza di fiducia nelle autorità sanitarie o voglia di credere nei complotti, sono le stesse ISTAT e ISS che nell'estate del 2020 comunicavano, con un report ufficiale, che <u>non</u> tutti i soggetti deceduti considerati e classificati - e quindi poi conteggiati - come "decesso Covid-19" erano da considerare tali. Il dato, da allora, non è stato più aggiornato. In definitiva, in Italia, nella conta dei decessi Covid-19 sembrerebbero finire non solo i soggetti davvero deceduti a causa del SARS-CoV-2, bensì anche le persone risultate positive al coronavirus in seguito a test di laboratorio e presumibilmente decedute poi per altra causa (nel report ISTAT-ISS di luglio 2020 costituivano l'11% delle schede di morte esaminate).

La domanda è: perché, ad oggi, in Italia non si può discutere di decessi *per* o *con* Covid-19 senza che si venga etichettati come negazionisti, quando già nel 2020 erano le stesse ISTAT e ISS a confermare che non tutti i "deceduti Covid-19" osservati erano da considerare tali?

---

[24] *Impatto dell'epidemia Covid-19 sulla mortalità: cause di morte nei deceduti positivi a SARS-CoV-2*, ISTAT-ISS, 16 luglio 2020

6. Test diagnostici e valori predittivi

I *dispositivi medico-diagnostici in vitro* (IVD) consentono di ottenere informazioni critiche in ogni fase del percorso di un paziente quali la prognosi, lo screening, la diagnosi, il monitoraggio della progressione della malattia e la previsione delle risposte al trattamento.

I test diagnostici possono essere classificati[25], in base alla tipologia di marcatore rilevato, in:

a) *metodi diretti*: saggi che rilevano la presenza di componenti del coronavirus, tipicamente eseguiti su un tampone naso-faringeo, saliva o lavaggio bronco-alveolare, e che si distinguono in:
   - metodiche molecolari NAT[26] (*test molecolari*), che rilevano la presenza dell'RNA virale[27] nel campione biologico attraverso l'identificazione di specifiche sequenze genomiche caratteristiche del virus e la loro amplificazione ciclica, rendendole rilevabili (è la metodica attualmente raccomandata da OMS ed ECDC per la diagnosi di Covid-19);
   - metodiche di ricerca dell'antigene (*test antigenici*), che rilevano la presenza del virus nel campione mediante il riconoscimento di specifiche proteine di superficie del virus (antigeni) avvalendosi di anticorpi specifici;

b) *metodi indiretti*: saggi anticorpali (*test sierologici*), eseguiti su sangue intero, siero o plasma, che si limitano a rilevare l'avvenuta esposizione al virus, ovverosia la presenza di anticorpi (IgM, IgG, IgA o totali) prodotti in risposta all'esposizione (risposta immunitaria all'infezione); questi non devono essere utilizzati per la diagnosi precoce di Covid-19, e non sono adatti a valutare se il soggetto possa essere contagioso.

---

[25] Gruppo di Lavoro ISS Test Diagnostici COVID-19 e Gruppo di Lavoro ISS Dispositivi Medici COVID-19. *Dispositivi diagnostici in vitro per COVID-19. Parte 1: normativa e tipologie. Versione del 18 maggio 2020.* Roma: Istituto Superiore di Sanità; 2020. (Rapporto ISS COVID-19 n. 28/2020)
[26] acronimo di Nucleid Acid Testing
[27] il SARS-CoV-2 è un coronavirus a RNA (acido ribonucleico), quest'ultimo è utilizzato dal virus come materiale genetico per replicarsi

6. Test diagnostici e valori predittivi

I test che adottano metodiche di ricerca dell'antigene e quelli anticorpali possono essere reperiti in commercio anche sotto forma di *test rapidi*, che non necessitano di apparecchiature.

I dati FIND sui test Covid-19

La performance di un test diagnostico è valutata fondamentalmente mediante due parametri[28]:
- ✓ la *sensibilità diagnostica*, che indica la probabilità che un caso Covid-19 risulti positivo[29] al test (capacità del test di identificare i veri positivi);
- ✓ la *specificità diagnostica*, che indica la probabilità che un soggetto sano risulti negativo.

Le due variabili sono inversamente proporzionali, test molto sensibili sono infatti poco specifici. I test molecolari sono quelli che garantiscono valori di sensibilità e specificità più elevati, solitamente nel range 96-100%[30]; tra questi, il più utilizzato in questi mesi di emergenza è stato sicuramente il test RT-PCR (*reazione a catena della polimerasi inversa*, in inglese *reverse transcriptase-polymerase chain reaction*), considerato il "gold standard" diagnostico.

Relativamente alle performance dei test diagnostici, la Foundation for Innovative New Diagnostics (FIND), autorevole organizzazione di valutazione degli strumenti diagnostici, in un documento[31] del 2020 aveva presentato una tabella - poi riproposta anche dall'Istituto Superiore di

---

[28] la Direttiva 98/79/CE prevede che i test debbano raggiungere le prestazioni pertinenti, in particolare in termini di: sensibilità analitica, sensibilità diagnostica, specificità analitica, specificità diagnostica, accuratezza, ripetibilità, riproducibilità, compreso il controllo di interferenze rilevanti note e limiti di rilevazione, dichiarati dal fabbricante

[29] un tampone positivo, così come indicato nel report ISTAT-ISS *Impatto dell'epidemia Covid-19 sulla mortalità totale della popolazione residente, anno 2020* del 5 marzo 2021, è il risultato positivo a un test diagnostico di riferimento su un saggio di real-time RT-PCR, che consiste sostanzialmente in un'amplificazione del genoma; nel caso del SARS-Cov-2, il prelievo del materiale biologico (campione) viene effettuato attraverso un aspirato rino-faringeo o un tampone naso-faringeo od oro-faringeo (l'analisi dei tamponi viene effettuata in tutti i laboratori di riferimento regionali e presso i principali ospedali individuati dalle Regioni)

[30] *Current performance of COVID-19 test methods and devices and proposed performance criteria - Working document of Commission services*, Commissione Europea, 16 aprile 2020

[31] *Rapid diagnostic tests for Covid-19*, FIND, 18 maggio 2020

Sanità (ISS)[32] - concernente le performance dei test Covid-19. La tabella, qui riprodotta (tabella 12), mostra come la capacità di identificare correttamente i soggetti positivi sia legata ai valori di sensibilità, specificità e prevalenza[33]:

Tabella 12: *Valori predittivi dei test Covid-19 (fonte: FIND 2020)*

n	PR	SE	SP	C	S	VP	FN	VN	FP	VPP	VPN
Alta performance											
1.000	2	95	98	20	980	19	1	960	20	49,2	100,0
1.000	5	95	98	50	950	48	2	931	19	71,4	100,0
1.000	10	95	98	100	900	95	5	882	18	84,1	99,0
1.000	30	95	98	300	700	285	15	686	14	95,0	98,0
Media performance											
1.000	2	85	90	20	980	17	3	882	98	14,8	100,0
1.000	5	85	90	50	950	43	8	855	95	30,9	99,0
1.000	10	85	90	100	900	85	15	810	90	48,6	98,0
1.000	30	85	90	300	700	255	45	630	70	78,0	93,0
Bassa performance											
1.000	2	75	85	20	980	15	5	833	147	9,3	99,0
1.000	5	75	85	50	950	38	13	808	143	20,8	98,0
1.000	10	75	85	100	900	75	25	765	135	35,7	97,0
1.000	30	75	85	300	700	225	75	595	105	68,0	89,0

Sulle colonne della tabella troviamo la coorte teorica di 1.000 individui (*n*), la prevalenza (PR, in %), la sensibilità (SE, in %), la specificità (SP, in %), il numero di "casi" (C), il numero di "sani" (S), il numero di veri positivi (VP), il numero di falsi negativi (FN), il numero di veri negativi (VN), il numero di falsi positivi (FP), il valore predittivo positivo (VPP, in %) e il valore predittivo negativo (VNN, in %). Relativamente ai *valori predittivi* dei test:
- ✓ il *valore predittivo positivo* (VPP) indica la probabilità che il soggetto risultato positivo al test sia davvero un "caso" (di Covid-19, con riferimento all'attuale pandemia);

---

[32] Gruppo di Lavoro ISS Test Diagnostici COVID-19 e Gruppo di Lavoro ISS Dispositivi Medici COVID-19. *Dispositivi diagnostici in vitro per COVID-19. Parte 2: evoluzione del mercato e informazioni per gli stakeholder. Versione del 23 maggio 2020.* Roma: Istituto Superiore di Sanità; 2020. (Rapporto ISS COVID-19 n. 46/2020)

[33] il concetto di prevalenza è stato introdotto nel capitolo 1: descrive la quota di casi nella popolazione osservata, con riferimento a un certo intervallo temporale

6. Test diagnostici e valori predittivi

✓ il *valore predittivo negativo* (VPN) indica la probabilità che il soggetto risultato negativo al test sia realmente "sano" (in merito all'attuale pandemia, che non abbia contratto l'infezione da SARS-CoV-2).

Tornando alla tabella 12, si assumono 4 diversi valori di prevalenza nella seconda colonna (2%, 5%, 10%, 30%) e 3 diversi livelli di performance dei test (alta, media e bassa).

Tabelle di errata classificazione

I dati relativi alle colonne VP, FN, VN e FP possono essere utilizzati per ricavare quella che è denominata *tabella di errata classificazione* (o *matrice di confusione*). Si tratta di una tabella a doppia entrata (tabella 13): sulle righe troviamo il risultato al test (positivo/negativo), sulle colonne lo status del paziente (caso/sano).

Tabella 13: *Struttura di una tabella di errata classificazione di un test diagnostico*

	Casi	Sani	tot
Positivi	VP	FP	P
Negativi	FN	VN	N
tot	C	S	CO

Ad esempio, nel caso di un test diagnostico ad alta performance (sensibilità 95%, specificità 98%), assumendo una prevalenza di casi al 2% nella popolazione si ha:

Tabella 14: *Tabella di errata classificazione di un test diagnostico Covid-19 ad elevata performance per una coorte di 1.000 individui e con prevalenza al 2% (fonte: FIND 2020)*

	Casi	Sani	tot
Positivi	19	20	39
Negativi	1	960	961
tot	20	980	1.000

La sensibilità del test, cioè la sua capacità di trovare i veri positivi, è appunto del 95%, ossia 19 positivi su 20 casi[34]:

---

[34] può essere anche vista come una *probabilità condizionata*, ossia la probabilità che un soggetto risulti positivo al test (evento condizionato) già sapendo che è un "caso" (evento condizionante); si legge anche «probabilità di un positivo dato che è un caso», oppure «probabilità dell'evento positivo condizionato all'evento caso»

$$SE = \frac{VP}{VP + FN} = \frac{19}{19 + 1} = 0{,}95$$

La specificità, cioè la capacità del test di non segnalare come positivi i veri negativi, è invece del 98%, ossia 960 negativi su 980 sani:

$$SP = \frac{VN}{FP + VN} = \frac{960}{20 + 960} = 0{,}98$$

Il valore predittivo positivo, cioè la probabilità che un soggetto risultato positivo al test sia davvero un "caso", è del 48,7%[35], ossia 19 casi su 39 positivi:

$$VPP = \frac{VP}{VP + FP} = \frac{19}{19 + 20} = 0{,}487$$

Il complementare del VPP indica la probabilità di un falso positivo, pari al 51,3%:

$$P(FP) = 1 - VPP = 1 - 0{,}487 = 0{,}513$$

o in alternativa, 20 sani su 39 positivi:

$$P(FP) = \frac{FP}{VP + FP} = \frac{20}{19 + 20} = 0{,}513$$

In termini di SARS-CoV-2, c'è una probabilità del 51% circa che un soggetto risultato positivo al test Covid-19 in verità non abbia contratto il coronavirus (soggetto "sano").

Analogamente, il valore predittivo negativo, cioè la probabilità che un soggetto risultato negativo al test sia davvero "sano", è invece del 99,9%[36], ossia 960 sani su 961 negativi:

$$VPN = \frac{VN}{FN + VN} = \frac{960}{1 + 960} = 0{,}999$$

Il complementare del VPN indica la probabilità di un falso negativo, pari allo 0,1%:

$$P(FN) = 1 - VPN = 1 - 0{,}999 = 0{,}001$$

o in alternativa:

---

[35] nella tabella FIND è riportato un valore VPP del 49,2%, probabilmente dovuto ad arrotondamenti

[36] nella tabella FIND è riportato un valore VPN pari al 100%, anche in questo caso si tratta probabilmente di un arrotondamento

6. Test diagnostici e valori predittivi

$$P(FN) = \frac{FN}{FN + VN} = \frac{1}{1 + 960} = 0,001$$

Rapportando i risultati corretti alla numerosità della coorte si ricava l'*accuratezza del test*:

$$ACC = \frac{VP + VN}{n} = \frac{19 + 960}{1.000} = 0,979$$

Il complementare dell'accuratezza fornisce infine il *tasso di errore*:

$$ERR = 1 - ACC = 1 - 0,979 = 0,021$$

o in alternativa:

$$ERR = \frac{FP + FN}{n} = \frac{20 + 1}{1.000} = 0,021$$

Se ci spostiamo sui test a media performance (sensibilità 85%, specificità 90%), ancora con una prevalenza al 2%, questi hanno un VPP del 14,8%, e quindi una quota attesa di falsi positivi dell'85,2% (98 sani su 115 positivi), e un'accuratezza dell'89,9%:

Tabella 15: *Tabella di errata classificazione di un test diagnostico Covid-19 a media performance per una coorte di 1.000 individui e con prevalenza al 2% (fonte: FIND 2020)*

	Casi	Sani	tot
Positivi	17	98	115
Negativi	3	882	885
tot	20	980	1.000

Se ci spostiamo invece sui test a bassa performance (sensibilità 75%, specificità 85%), sempre con prevalenza al 2%, il VPP scende addirittura al 9,3%, il che implica una quota attesa di falsi positivi del 90,7% (147 sani su 162 positivi), e un'accuratezza dell'84,8%:

Tabella 16: *Tabella di errata classificazione di un test diagnostico Covid-19 a bassa performance per una coorte di 1.000 individui e con prevalenza al 2% (fonte: FIND 2020)*

	Casi	Sani	tot
Positivi	15	147	162
Negativi	5	833	838
tot	20	980	1.000

Sin qui abbiamo ragionato assumendo una prevalenza di "casi" nella popolazione al 2%. Chiaramente, maggiore è la dimensione dell'epidemia nella popolazione e maggiore sarà il VPP associato al test diagnostico, e quindi minore sarà la probabilità di generare falsi positivi (lo si intuisce anche solo osservando i valori in tabella 12).

Falsi positivi

Dunque, volendo riepilogare le informazioni fornite in tabella 12 e quanto descritto nel precedente paragrafo, in merito ai falsi positivi abbiamo che:
- nei test diagnostici ad *alta performance*, la probabilità di un falso positivo va dal 4,7% (con prevalenza al 30% nella popolazione) al 51,3% (con prevalenza al 2%);
- nei test diagnostici a *media performance*, la probabilità di un falso positivo va dal 21,5% (con prevalenza al 30% nella popolazione) all'85,2% (con prevalenza al 2%);
- nei test diagnostici a *bassa performance*, la probabilità di un falso positivo va dal 31,8% (con prevalenza al 30% nella popolazione) al 90,7% (con prevalenza al 2%).

Tabella 17: *Probabilità di un falso positivo in un test Covid-19 in relazione alla performance diagnostica (fonte: FIND 2020)*

Performance del test	P(FP)
ad alta performance	4,7-51,3%
a media performance	21,5-85,2%
a bassa performance	31,8-90,7%

Pertanto, nella migliore delle ipotesi, ovvero con test diagnostici altamente performanti, e supponendo una prevalenza nella popolazione italiana al 30% (ipotesi a mio parere molto allarmistica), vale a dire una dimensione del contagio da SARS-CoV-2 ad oggi 12 volte superiore rispetto all'estate 2020 (vedere capitolo 1), in questo caso occorrerebbe mettere in conto una probabilità di falsi positivi quasi del 5%. Di contro, nella peggiore delle ipotesi, cioè con test a bassa performance e prevalenza al 2% (ipotesi da scartare, era già al 2,5% nel 2020), la probabilità attesa sarebbe quasi del 91%; è molto improbabile come percentuale, ma significherebbe, per assurdo, che il 91% degli italiani "positivi" erano, in verità, falsi positivi. A prescindere, con questi dati, il range di probabilità risulta molto ampio, e ciò non è il massimo auspicabile:

$$R_P = P_{max} - P_{min} = 90,7\% - 4,7\% = 86\%$$

7. Il dibattito sui modelli predittivi

I primi mesi della pandemia sono stati accompagnati da vari tentativi di prevedere l'andamento del contagio e della mortalità Covid-19 nelle varie nazioni, attraverso una serie di modelli di carattere predittivo.
I modelli matematici utilizzati in epidemiologia per descrivere l'andamento della diffusione delle malattie infettive prendono il nome di *modelli compartimentali*. Questi modelli tentano di produrre scenari epidemici futuri a partire dallo studio delle dinamiche con cui le persone transitano da uno stato all'altro nella popolazione (*stato epidemiologico* o *compartimento*); per fare un esempio, contrarre l'infezione chiaramente significa passare, in generale, dallo stato di "sano" a quello di "contagiato".
Il modello compartimentale più semplice e noto è probabilmente il modello SIR.

Il modello SIR

Il modello compartimentale SIR (Susceptible, Infectious, Recovered) è un modello molto utile per descrivere epidemie che evolvono rapidamente, tipicamente in meno di 1 anno. In questo modello, la popolazione (N) è suddivisa in 3 compartimenti:
- *suscettibili* (S): i soggetti sani predisposti a contrarre l'infezione;
- *infettivi* (I): coloro che hanno già contratto l'infezione e sono in grado di contagiare gli altri;
- *rimossi* (R): i guariti (non più in grado di contagiare) e i deceduti.

Le transizioni tra compartimenti avvengono nel momento in cui i suscettibili contraggono l'infezione e passano a infettivi, e quando gli infettivi guariscono o purtroppo decedono, passando a rimossi:

Grafico 18: *Rappresentazione grafica di un modello SIR*

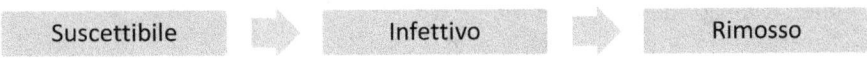

Le tre componenti variano nel tempo (*t*), e per ogni $t \geq 0$ rispettano il seguente vincolo[37]:

---

[37] vengono tralasciati i nuovi nati e i deceduti per altre cause, di solito trascurabili in epidemie che evolvono in tempi rapidi

$$S(t) + I(t) + R(t) = N$$

La componente *S(t)* presenta ovviamente un trend decrescente: i sani vengono man mano contagiati, divenendo infettivi. In questo senso, la componente *I(t)* va dunque aumentando in un primo momento, per diminuire poi a fine epidemia. Infine *R(t)*, con un andamento chiaramente crescente: gli infettivi guariscono o decedono, confluendo nei rimossi.

Indicatori di contagio

Nell'ambito dei modelli epidemiologici, un primo importante indice che si utilizza quando si è a inizio epidemia è il *numero di riproduzione di base* (R_0)[38], che indica il numero di persone che in media possono essere contagiate da un soggetto nel corso del proprio periodo infettivo, se introdotto in una popolazione completamente suscettibile. Si tratta di un importante parametro soglia: l'infezione non può essere contenuta quando $R_0 > 1$.

Per monitorare l'epidemia nel tempo si ricorre invece al *numero di riproduzione effettivo* (R_t)[39], ossia il numero di persone, al tempo *t*, che in media possono essere contagiate da un infettivo nel suo periodo di contagiosità. Anche in questo caso, l'epidemia è fuori controllo quando $R_t > 1$. Ad esempio, un $R_t = 0,5$ indica che ogni infettivo, al tempo *t*, risulta in grado di contagiare 0,5 soggetti, o in alternativa si può anche dire che 1.000 infettivi casuali contageranno in media altri 500 suscettibili; in questo caso, se il valore dell'indice rimane stabile, chiaramente l'epidemia va pian piano riducendosi.

Dunque, l'R_0 rappresenta la potenziale trasmissibilità dell'infezione a inizio pandemia, l'R_t consente invece di monitorare la diffusione del contagio nel tempo e l'efficacia delle misure di contenimento eventualmente adottate. Essi dipendono dalla probabilità di trasmissione associata al singolo contatto tra un soggetto infettivo ed uno suscettibile, dal numero di contatti dell'infettivo e dalla durata dell'infettività.

Il numero di riproduzione di base e quello effettivo sono legati dalla seguente relazione:

$$R_t = R_0(1 - V)$$

dove V indica la quota di popolazione non suscettibile.

---

[38] si pronuncia «R con 0»
[39] si pronuncia «R con *t*»

7. Il dibattito sui modelli predittivi

I modelli predittivi dell'Imperial College

Una delle domande più ricorrenti in questi mesi di emergenza è stata la seguente: perché i modelli matematici, utilizzati per valutare il possibile impatto della pandemia nei mesi successivi, non hanno funzionato? Sì, perché già a marzo 2020 erano stati proposti dei modelli, con scenari, però, che nella maggior parte dei casi si sono rivelati distanti dalla realtà poi osservata.

Ne sono un esempio i modelli sviluppati dall'Imperial College, dell'Università di Londra, nel Regno Unito, il gruppo di ricerca probabilmente più rinomato nel campo dei modelli predittivi. Durante la prima ondata il team di ricerca inglese aveva comunicato alle autorità sanitarie italiane uno scenario piuttosto allarmante per l'Italia: le stime parlavano di 283 mila decessi adottando le dovute misure di contenimento, che salivano ad oltre 500 mila in assenza di adeguati provvedimenti restrittivi. Fortunatamente, questi numeri sono poi risultati di gran lunga superiori a quelli effettivamente registrati[40].

Lo stesso team di ricerca aveva poi realizzato un nuovo studio[41] per l'Italia. Basandosi sulle 7 regioni allora più colpite dalla pandemia (Lombardia, Piemonte, Emilia-Romagna, Veneto, Liguria, Marche, Toscana), il modello stimava per l'intera nazione i rischi della fase 2, caratterizzata dalla riapertura delle attività. Il meccanismo principale alla base del modello era l'indice di contagio R_t, parametrizzato sulla mobilità. In base a quest'ultima si distinguevano infatti 3 diversi scenari, su un arco temporale di 8 settimane, a partire dal 1° maggio 2020: il primo scenario supponeva una mobilità costante rispetto ai livelli del passato lockdown, mentre gli altri due ipotizzavano un aumento della mobilità rispettivamente del 20% e 40%. Le proiezioni parlavano di un nuovo picco della mortalità Covid-19, precisamente da 3.000 a 5.000 decessi nel secondo scenario (mobilità +20%) e da 10.000 a 23.000 decessi nel terzo (mobilità +40%)[42]. Ma non è stato così.

Insomma, proiezioni imprecise, non solo troppo allarmistiche (ma ve ne sono state anche di troppo ottimistiche). Il dibattito è stato inevitabile. Ma

---

[40] il modello ipotizzava l'applicazione del distanziamento sociale alla sola popolazione over 65

[41] Michaela A. C. Vollmer, Swapnil Mishra, H Juliette T Unwin, Axel Gandy *et al.*, *Using mobility to estimate the transmission intensity of Covid-19 in Italy: a subnational analysis with future scenarios*. Imperial College London (2020)

[42] il modello non prendeva in considerazione l'effetto del distanziamento sociale, delle mascherine e delle tecnologie di contact tracing

si sa, i modellisti non hanno la sfera di cristallo... Per altro, questi modelli dipendono da dati e assunzioni per la maggior parte non verificabili, e la situazione si complica allorquando realizzati all'inizio di un'epidemia, con una conoscenza dei dati e della malattia nel suo complesso ancora molto limitata.

I modelli predittivi dovrebbero servire, innanzitutto, per aumentare la comprensione di un fenomeno. Tuttavia, gli scenari prodotti finiscono molto spesso per essere utilizzati al fine di supportare posizioni e decisioni di carattere politico, che ricadranno poi sulla popolazione, nel bene o nel male.

8. Le misure di contenimento

Quando si parla di *lockdown* si fa riferimento a tutta una serie di misure di contenimento (o confinamento, blocco) che implicano una restrizione alla libera circolazione delle persone, ma che risultano talvolta necessarie per garantire la salute e/o sicurezza della popolazione.
I lockdown adottati in questi mesi di emergenza hanno inciso pesantemente sulla vita delle persone: in effetti, non ci sono solo coloro che hanno avuto la sfortuna di contrarre l'infezione e magari perdere un conoscente, ma anche tutte quelle persone che per settimane sono dovute rimanere chiuse in casa, che hanno dovuto indossare una mascherina protettiva per molte ore al giorno, che hanno smesso di lavorare e quindi di percepire un regolare stipendio, ecc. Per non parlare degli anziani[43] e dei bambini[44], probabilmente i più colpiti dagli effetti dei lockdown.
Mesi di lockdown possono cambiare la mentalità di una persona, il rapporto con gli altri, la percezione verso ciò che davvero conta.

Gli indici dell'Università di Oxford

L'Oxford Covid-19 Government Response Tracker (OxCGRT) è un programma istituito dalla Blavatnik School of Government dell'Università di Oxford, nel Regno Unito, nell'ambito del quale vengono raccolte sistematicamente una serie di informazioni inerenti ai vari provvedimenti cui hanno ricorso i governi nel mondo per contrastare la pandemia di Covid-19. Si considerano 20 indicatori di risposta, organizzati in 3 gruppi:
- ✓ *containment and closure policies*, che comprende provvedimenti di chiusura e confinamento (indicatori da C_1 a C_8);
- ✓ *economic policies*, con misure di carattere economico (E_1-E_4);
- ✓ *health system policies*, con indicatori relativi alla sfera sanitaria (H_1-H_8).

I 20 indicatori sono aggregati in 5 indici, utilizzati per valutare il livello di azione dei vari governi:
1. *government response index*
2. *containment and health index*

---

[43] Roberto Volpi, Eugenio Serravalle, *Coronavirus. Covid-19. No! Non è andato tutto bene*, Il leone verde, 2020

[44] *Impatto psicologico e comportamentale sui bambini delle famiglie in Italia*, IRCCS Gaslini, 2020

3. *stringency index*
4. *economic support index*
5. *legacy stringency index*

Ogni indice è calcolato come media dei singoli indicatori alla base:

$$index = \frac{1}{k}\sum_{j=1}^{k} I_j$$

dove k è il numero di indicatori e I_j è il valore del j-esimo indicatore.

Stringency index

Lo *stringency index* è un indice utilizzato per valutare la severità delle misure di contenimento adottate dalle varie nazioni per contrastare la pandemia. L'indice è formato dai seguenti 9 indicatori:
1. *school closing* (C_1): chiusura di scuole e atenei;
2. *workplace closing* (C_2): chiusura dei luoghi di lavoro;
3. *cancel public events* (C_3): cancellazione di eventi pubblici;
4. *restrictions on gatherings* (C_4): limitazioni al numero di persone per evitare assembramenti;
5. *close public transport* (C_5): blocco dei trasporti pubblici;
6. *stay at home requirements* (C_6): ordine di confinamento in casa;
7. *restrictions on internal movement* (C_7): restrizioni alla libera circolazione delle persone tra città/regioni;
8. *international travel controls* (C_8): restrizioni ai viaggi internazionali;
9. *public information campaigns* (H_1): ricorso a campagne di informazione ai cittadini.

Gli indicatori sono misurati su scala ordinale, con range di valori che possono essere 0-2, 0-3 o 0-4 (tabella 18). Per normalizzare le diverse scale ordinali degli indicatori, ed ottenere così un punteggio in termini percentuali, si ricorre alla seguente formula:

$$I_{j,t} = \frac{v_{j,t} - 0{,}5(F_j - f_{j,t})}{N_j} 100$$

dove $v_{j,t}$ è il valore assunto (nel suo range) dal j-esimo indicatore al tempo t, F_j indica se per il j-esimo indicatore è previsto anche un flag[45], $f_{j,t}$ è il

---

[45] gli indicatori da C_1 a C_7 e l'indicatore H_1 hanno anche una variabile flag binaria, che fa riferimento all'eventuale ambito geografico del provvedimento: se 1, il flag è presente

8. Le misure di contenimento

valore osservato in corrispondenza dell'eventuale flag del *j*-esimo indicatore al tempo *t* e N_j è il valore massimo del *j*-esimo indicatore.

Tabella 18: *Range degli indicatori alla base dell'Oxford stringency index (fonte: Università di Oxford)*

Indicatore	Range
C_1 - School closing	0-3
C_2 - Workplace closing	0-3
C_3 - Cancel public events	0-2
C_4 - Restrictions on gatherings	0-4
C_5 - Close public transport	0-2
C_6 - Stay at home requirements	0-3
C_7 - Restrictions on internal movement	0-2
C_8 - International travel controls	0-4
H_1 - Public information campaigns	0-2

La formula si semplifica come segue per gli indicatori che non presentano il flag:

$$I_{j,t} = \frac{v_{j,t}}{N_j} 100$$

Si tenga presente che i valori $f_{j,t}$ delle variabili flag sono forniti solo quando il valore $v_{j,t}$ dell'indicatore è non nullo: in altre parole, se il valore $v_{j,t}$ è 0, allora anche il corrispondente valore normalizzato $I_{j,t}$ è 0.

Il valore dell'Oxford stringency index per l'Italia al 7 maggio 2021 è pari al 75%: questo risultato suggerisce che, attualmente, il governo italiano sta adottando un mix piuttosto forte di provvedimenti finalizzati a contenere l'impatto della pandemia. I dati per il calcolo sono riportati in tabella 19:

Tabella 19: *Valore normalizzato degli indicatori alla base dell'Oxford stringency index per l'Italia al 7 maggio 2021 (fonte: Università di Oxford)*

Indicatore	$v_{j,t}$	N_j	F_j	$f_{j,t}$	$I_{j,t}$
C_1	2	3	1	0	50,0
C_2	3	3	1	0	83,3
C_3	2	2	1	0	75,0
C_4	4	4	1	1	100,0
C_5	1	2	1	1	50,0
C_6	2	3	1	1	66,7
C_5	2	2	1	0	75,0
C_8	3	4	0	-	75,0
H_1	2	2	1	1	100,0

Ad esempio, il valore normalizzato dell'indicatore C_1 si ottiene come segue:

$$I_1 = \frac{2 - 0{,}5(1-0)}{3} 100 = 50$$

Nel primo paragrafo abbiamo visto come i vari indici generati siano ottenuti come media aritmetica dei singoli indicatori alla base, pertanto, in questo caso, lo stringency index risulta:

$$SI = \frac{1}{k}\sum_{j=1}^{k=9} I_j = \frac{1}{9}(50 + \ldots + 100) = 75$$

Il seguente grafico riporta la serie storica del valore dell'Oxford stringency index per l'Italia nel periodo che va dal 1° gennaio 2020 al 7 maggio 2021:

Grafico 20: *Oxford stringency index, serie storica per l'Italia dal 1° gennaio 2020 al 7 maggio 2021 (fonte: Università di Oxford)*

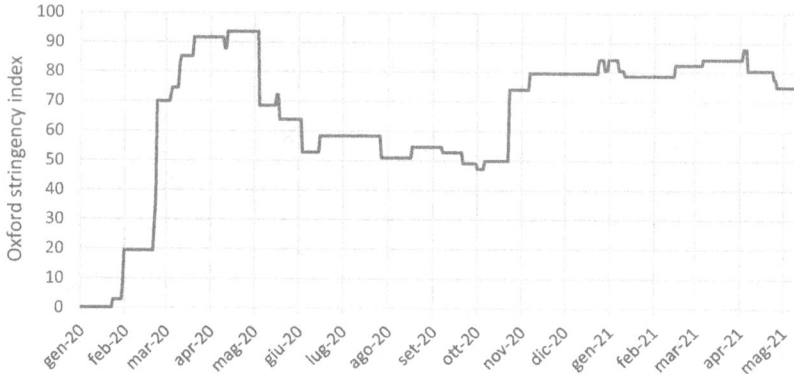

Notiamo il picco della serie in corrispondenza della prima ondata ad aprile 2020 (93,5%), e il nuovo incremento dopo la fase estiva di transizione.

Nel grafico 21 è invece riportata la serie dei 9 indicatori normalizzati che concorrono al calcolo dello stringency index. In tutte le serie si vedono bene le tempestive misure di contenimento adottate durante la prima ondata in primavera 2020. Le serie che colpiscono maggiormente sono probabilmente quelle relative agli indicatori I_3 e I_9: la cancellazione degli eventi pubblici è infatti ancora oggi in vigore (da fine aprile al 75%), così come è vero che il governo non ha mai allentato la presa sulle campagne di informazione ai cittadini. Altri provvedimenti sui quali il governo italiano ha spinto molto sono la chiusura di scuole e atenei (I_1), la chiusura

8. Le misure di contenimento

dei luoghi di lavoro (I_2), le limitazioni al numero di persone per evitare assembramenti (I_4) e le restrizioni ai viaggi internazionali (I_8). Le serie dove l'estate 2020 sembra aver dato un minimo di respiro sono quelle relative al blocco dei trasporti pubblici (I_5), al confinamento in casa (I_6) e alle restrizioni alla libera circolazione delle persone tra città/regioni (I_7).

Grafico 21: *Valore normalizzato degli indicatori alla base dell'Oxford stringency index, serie storiche per l'Italia dal 1° gennaio 2020 al 7 maggio 2021 (fonte: Università di Oxford)*

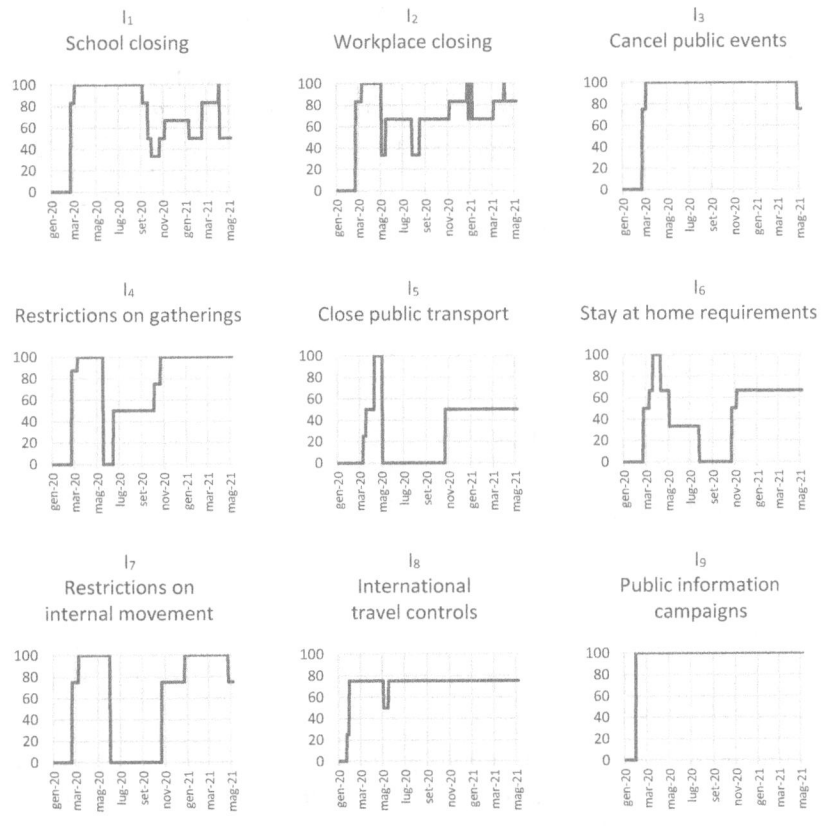

Il caso Svezia

Se c'è una nazione, in Europa, che in questi mesi di emergenza è stata di frequente - quanto meno in Italia - al centro del dibattito, questa è la

Svezia. Le politiche utilizzate dal governo svedese per contrastare la diffusione del virus SARS-CoV-2 sono infatti risultate ampiamente controcorrente nell'ambito del panorama europeo; anche dal governo svedese sono state adottate delle misure di contenimento, ma in modalità e misura piuttosto differenti dalla maggior parte delle altre nazioni europee, ad esempio alcuni provvedimenti imposti per un certo periodo di tempo in altre nazioni si sono tradotti in Svezia in sole raccomandazioni alla popolazione, agendo piuttosto sulla responsabilizzazione dei cittadini, e ciò con tutta probabilità ha fatto sì che questi mesi di pandemia avessero un peso minore sulla popolazione svedese dal punto di vista almeno psicologico.

Il grafico 22 riporta il valore dell'Oxford stringency index per la Svezia, nel periodo che va dal 1° gennaio 2020 al 7 maggio 2021. Alla serie svedese è stata affiancata quella italiana, già osservata nel grafico 20:

Grafico 22: *Oxford stringency index, serie storica per Italia e Svezia dal 1° gennaio 2020 al 7 maggio 2021 (fonte: Università di Oxford)*

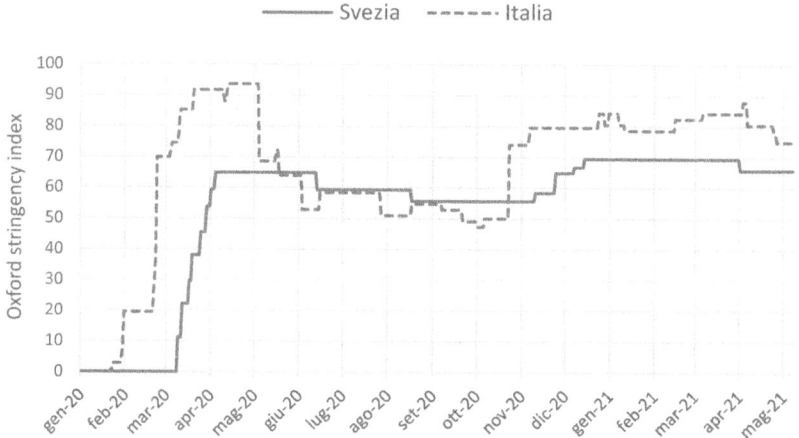

Notiamo come il valore dell'indice per la Svezia non sia mai andato oltre la soglia del 70%, a differenza di quello italiano, che come abbiamo visto nel precedente paragrafo, durante la prima ondata nel 2020 ha registrato valori sopra il 93%.

Nel grafico 23 sono invece riportate le serie dei 9 indicatori normalizzati che concorrono al calcolo dello stringency index:

8. Le misure di contenimento

Grafico 23: *Valore normalizzato degli indicatori alla base dell'Oxford stringency index, serie storiche per Italia e Svezia dal 1° gennaio 2020 al 7 maggio 2021 (fonte: Università di Oxford)*

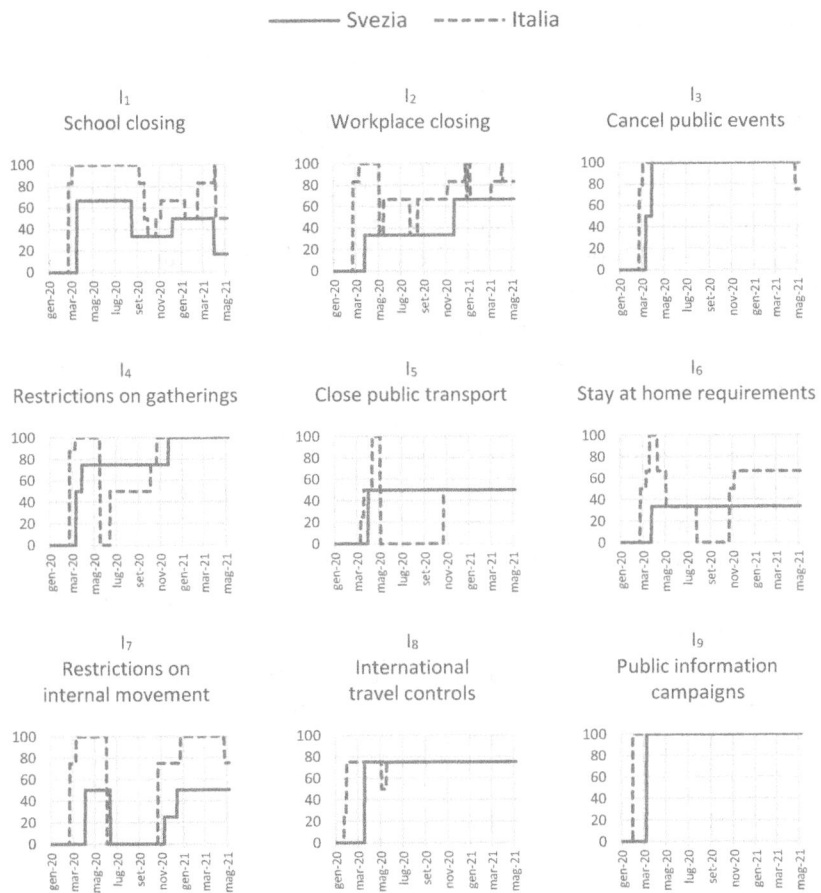

In generale, notiamo che il valore dell'indicatore svedese è frequentemente al di sotto di quello italiano. Indubbiamente, la Svezia è stata meno severa in termini di chiusura di scuole e atenei (I_1), chiusura dei luoghi di lavoro (I_2), confinamento in casa (I_6), al 33% dall'inizio dell'emergenza, e sulle restrizioni alla libera circolazione delle persone tra città/regioni (I_7). Due provvedimenti adottati dal governo svedese in misura maggiore rispetto a quanto fatto dal governo italiano sono forse le limitazioni al numero di persone per evitare assembramenti (I_4) e il blocco dei trasporti pubblici (I_5), quest'ultimo a un livello del 50% dall'inizio della pandemia. Anche in Svezia comunque sono stati cancellati gli eventi pubblici (I_3), vi sono state restrizioni ai viaggi internazionali (I_8) e non è mancata un'intensa campagna di informazione verso la cittadinanza in tema Covid-19 (I_9).

A questo punto, potrebbe essere interessante valutare assieme le misure di contenimento adottate dal governo svedese e l'impatto della pandemia in Svezia in termini di decessi, anche in relazione alle altre nazioni europee. Come sappiamo, confrontare due nazioni sulla base del numero di decessi Covid-19 è sempre un'operazione piuttosto azzardata (ne abbiamo già parlato nel capitolo 3), ma di questi tempi sembra che non se ne possa fare a meno, soprattutto quando si parla della Svezia, pertanto procediamo in questo senso, utilizzando il tasso di mortalità Covid-19 ogni 100 mila abitanti; come abbiamo già visto nel capitolo 3, quello di cui avremmo bisogno per procedere è in verità il tasso di mortalità Covid-19 standardizzato, ma stiamo parlando di dati che al momento non sono disponibili per le varie nazioni europee, pertanto l'elaborazione che segue sarà approssimativa.

Al 10 maggio 2021, i decessi Covid-19 in Svezia sono 14.173 (dato OMS). Osserviamo innanzitutto il grafico 24, che riporta la serie dei decessi Covid-19 ogni 100 mila abitanti in Italia e Svezia, nel periodo che va dal 1° gennaio 2020 al 10 maggio 2021 (per i dati sulle popolazioni consultare l'appendice 3):

Grafico 24: *Numero di decessi Covid-19 ogni 100 mila abitanti, serie storiche per Italia e Svezia dal 1° gennaio 2020 al 10 maggio 2021 (fonte: OMS)*

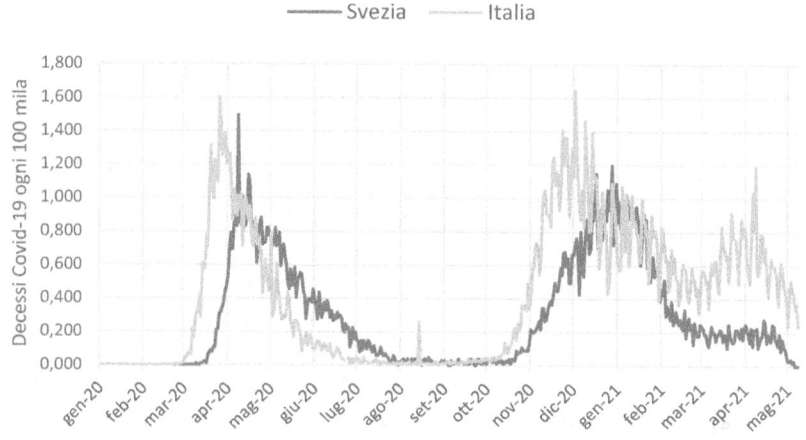

8. Le misure di contenimento

In entrambe le serie è ben visibile l'impatto delle due ondate, ma la seguente considerazione è inevitabile: in Svezia, nonostante le misure di contenimento meno severe, la pandemia ha avuto un decorso analogo a quello osservato in Italia; anzi, i due picchi sono stati lievemente più alti in Italia, e soprattutto, da noi il numero di decessi è di nuovo in crescita, a differenza di quanto stia avvenendo in Svezia.

Nel grafico 25 sono riportate le nazioni europee in base al totale dei decessi Covid-19 sul totale di abitanti al 10 maggio 2021[46]. Al 1° posto troviamo l'Ungheria, con 297 deceduti Covid-19 ogni 100 mila abitanti, seguita da Gibilterra. L'Italia è al 12° posto, con circa 203 deceduti ogni 100 mila. La Svezia è sotto, al 24° posto, con circa 140 deceduti ogni 100 mila. Gli svedesi non sembrano messi così male...

A questo punto, si potrebbe comunque obiettare che il confronto dovrebbe essere eventualmente fatto tra nazioni "simili" almeno per densità di popolazione. In verità, la questione della densità di popolazione dovrebbe contare fino a un certo punto, perché la popolazione non è uniformemente distribuita sul territorio, ma si concentra per lo più nei centri urbani, e da questo punto di vista le differenze tra nazioni sono spesso trascurabili; per esempio, nonostante la rinomata bassa densità della Svezia (22,4 ab./km^2), la sua capitale, Stoccolma, è comunque tra le prime 15 città dell'Unione Europea per densità abitativa (5.071,4 ab./km^2). Volendo comunque tener conto di questo aspetto, procediamo ricavando le varie densità, che indichiamo con d, mediante un rapporto statistico[47], ossia il numero di abitanti rapportato alla superficie in km^2. Ad esempio, per la Svezia, con una popolazione di 10.099.270 abitanti (P) e una superficie - tra le più estese in Europa - di 450.295 km^2 (S)[48], il calcolo per la densità di popolazione è il seguente:

$$d_{SVE} = \frac{P}{S} = \frac{10.099.270}{450.295} = 22,4$$

In altre parole, in Svezia ci sono circa 22 persone per km^2 (anche se, come già detto, gli abitanti in verità non sono equidistribuiti sul territorio). Questo dato pone la Svezia nelle ultime posizioni per densità di popolazione, come mostrato dal grafico in appendice 5. Lo Stato europeo con la densità di popolazione più elevata è Monaco (19.427,7 ab./km^2).

---

[46] le nazioni considerate sono 49, non sono stati inseriti in analisi gli Stati transcontinentali Azerbaigian, Georgia, Kazakistan, Russia e Turchia
[47] si tratta, statisticamente, di uno rapporto di densità
[48] i dati sulla superficie delle varie nazioni sono stati recuperati su Wikipedia

COVID-19, la pandemia che ha dato i numeri

Grafico 25: *Nazioni europee per numero di decessi Covid-19 ogni 100 mila abitanti, dati al 10 maggio 2021 (fonti: OMS[49])*

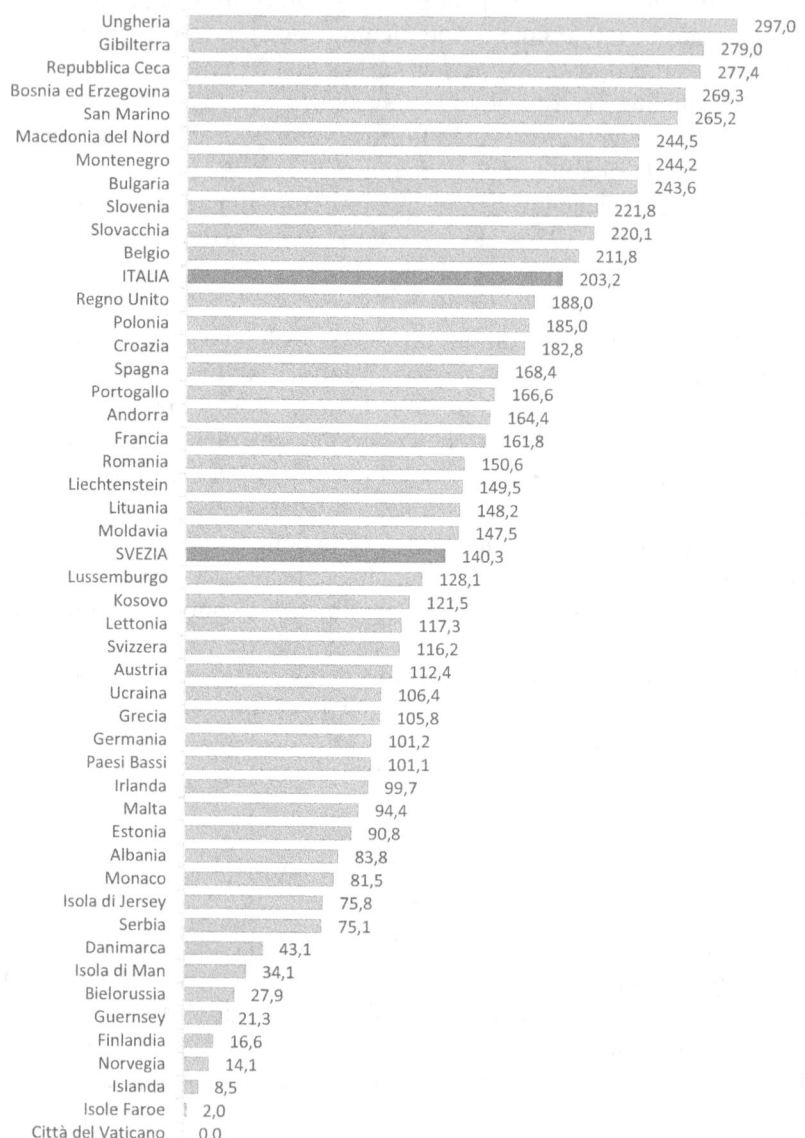

[49] i dati OMS sulle popolazioni sono al 1° gennaio 2020 (vedere appendice 3)

8. Le misure di contenimento

Per limitare il confronto tra Stati con una densità simile a quella svedese, potremmo decidere di considerare soltanto quelle nazioni con una densità di popolazione non superiore al valore mediano nel collettivo di Stati europei, in altre parole restringiamo l'analisi alle sole nazioni che presentano una densità di popolazione che grosso modo rientra nel 50% delle densità più basse, e pertanto più vicine a quella della Svezia: decidiamo dunque di lasciar fuori le nazioni che si trovano al di sopra dell'Austria nel grafico in appendice 5[50]. Di seguito è riportato il nuovo ranking:

Grafico 26: *Nazioni europee per numero di decessi Covid-19 ogni 100 mila abitanti, dati al 10 maggio 2021, elaborazione limitata alle sole nazioni che si trovano al di sotto della densità di popolazione mediana (fonti: OMS)*

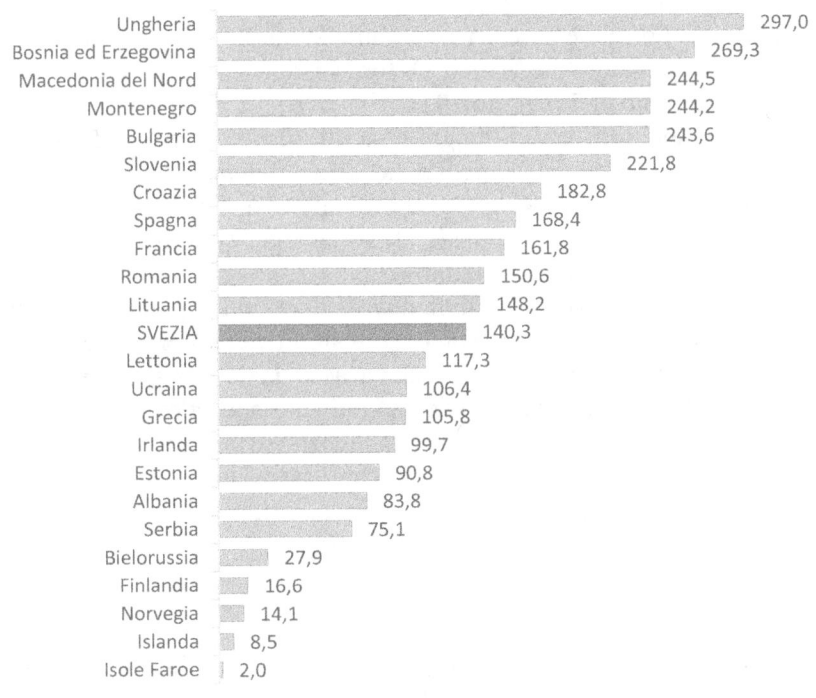

---

[50] la mediana è una media di posizione, a sinistra della quale troviamo il 50% dei casi più piccoli nell'ordinamento: in questo caso, le nazioni riportate in Appendine 3 sono 49, pertanto l'Austria, in 25ª posizione, è la nazione in corrispondenza della quale si osserva la densità di popolazione mediana, pari a 107,4 ab./km² (24 nazioni hanno una densità inferiore a quella dell'Austria e le altre 24 superiore)

In pratica, limitando l'analisi alle sole nazioni europee con una densità di popolazione al di sotto della mediana europea, la Svezia passa dalla 24ª posizione con 49 nazioni alla 12ª posizione con 24 nazioni. In entrambi i casi, il tasso di mortalità Covid-19 della Svezia si trova più o meno a metà strada nel panorama europeo.

In questa semplice elaborazione la densità di popolazione svedese non sembra dunque fare la differenza: a prescindere, la Svezia si mantiene nella fascia intermedia dell'ordinamento europeo, con un tasso di mortalità Covid-19 (ricordiamolo, non standardizzato) comunque inferiore a quello di molte altre nazioni, nonostante abbia adottato misure di contenimento meno severe.

La relazione tra lo stringency index e la mortalità Covid-19

A questo punto potrebbe essere interessante studiare la mortalità Covid-19 in funzione del valore medio dell'Oxford stringency index registrato da inizio pandemia fino al 7 maggio 2021.

Si ricorre innanzitutto a un diagramma di dispersione (grafico 27). Inseriamo sulle ascisse i valori medi dello stringency index e in ordinata il numero di decessi Covid-19 ogni 100 mila abitanti; i pallini nel grafico rappresentano le 181 nazioni considerate (quelle per cui erano disponibili i dati), quello più scuro indica l'Italia.

La retta[51] che nel grafico interpola la nuvola dei punti (i pallini) presenta inclinazione positiva, il che statisticamente significa associazione lineare di tipo diretto tra le variabili[52], ma detta associazione risulta piuttosto debole (24,6%[53]): emerge dunque che un grado di risposta mediamente più forte delle nazioni nei confronti dell'emergenza (stringency index medio maggiore) sembrerebbe essere linearmente associato a una mortalità Covid-19 più elevata, ma in misura comunque limitata.

---

[51] si fa riferimento alla retta di regressione semplice (o retta dei minimi quadrati, retta interpolante), la cui equazione è riportata nel grafico

[52] quando la retta è inclinata positivamente (verso l'alto) si parla di correlazione lineare positiva (o diretta), ovverosia le due variabili tendono a covariare nella stessa direzione, in altre parole quando una assume un valore superiore o inferiore alla sua media, allora anche l'altra tenderà a comportarsi allo stesso modo

[53] il valore fa riferimento all'indice di correlazione lineare di Pearson (ρ), di tipo normalizzato, in questo caso pari a 0,246; esso ha lo stesso segno del coefficiente angolare della retta interpolante

8. Le misure di contenimento

La bontà del modello è molto bassa (6,1%)[54], pertanto il valore medio dello stringency index non risulta, da solo, un buon predittore[55] del numero di decessi Covid-19 rapportati alla popolazione: in altre parole, nel collettivo di 180 nazioni, la mortalità Covid-19 più o meno elevata non sembra dipendere dai provvedimenti più o meno intensi adottati dai vari governi per contrastare la pandemia.

Grafico 27: *Correlazione lineare tra il valore medio dell'Oxford stringency index e il numero di decessi Covid-19 ogni 100 mila abitanti, dati al 7 maggio 2021 per 181 nazioni (elaborazione basata su dati OMS e dell'Università di Oxford)*

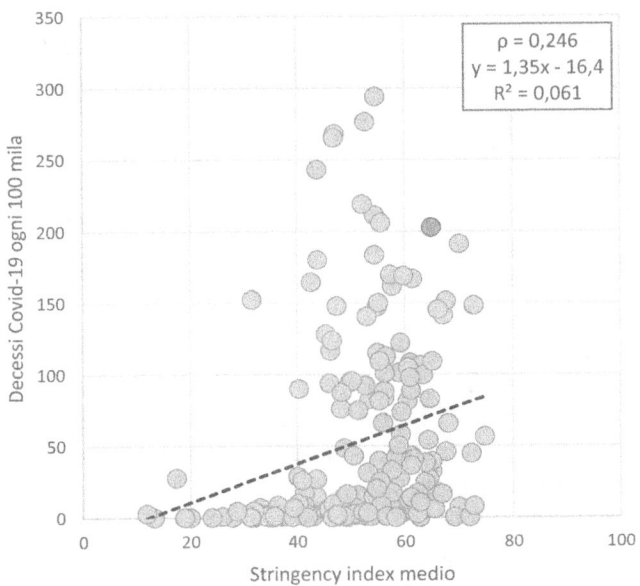

Questi risultati, seppur frutto di un'elaborazione parziale e approssimativa, dovrebbero lasciare comunque un po' perplessi, nel senso che, almeno personalmente, mi sarei aspettato fondamentalmente il contrario, e cioè un'associazione lineare inversa più o meno forte tra le due variabili (inclinazione negativa della retta), ovverosia una mortalità Covid-19 più

---

[54] il valore fa riferimento all'indice di determinazione (R^2), di tipo normalizzato, che misura la bontà di adattamento del modello di regressione, in questo caso pari a 0,061
[55] nell'ambito della regressione, un predittore (o regressore) è la variabile indipendente (detta anche variabile esplicativa o causa) dalla quale si ipotizza possa dipendere - in questo caso linearmente - un'altra variabile (variabile dipendente o risposta o effetto)

elevata per quelle nazioni che in questi mesi di emergenza non sono ricorse a significative e/o prolungate misure di contenimento, il tutto auspicabilmente accompagnato da una buona bontà del modello.
L'elaborazione qui proposta presenta tuttavia dei limiti. Volendo citare i principali:
- si tratta innanzitutto di una semplice analisi descrittiva, che può essere ricondotta alla famiglia degli *studi ecologici*, solitamente usati per delineare in modo molto generale il fenomeno oggetto di studio, mediante appunto metodi di Statistica descrittiva che nulla possono dirci sull'effettiva associazione a livello di singolo individuo, e che pertanto rendono inevitabile un elevato rischio di distorsione nei risultati (*bias ecologico*), sia per la disponibilità di dati a livello troppo aggregato (in questo caso stiamo studiando la relazione tra mortalità Covid-19 e misure di contenimento non sulla base di dati individuali, o al massimo per città o provincia, ma utilizzando dati per nazione), ma anche perché le popolazioni dei vari Stati a confronto possono differire per talune caratteristiche in grado poi di comportarsi come *fattori di confondimento*[56], facendo emergere associazioni in realtà assenti (*fallacia ecologica*);
- un altro limite sta poi nel fatto che l'analisi non considera un fattore importante, ovvero i tempi di risposta delle nazioni nell'adottare i vari provvedimenti, in effetti non si dovrebbe escludere l'ipotesi che questi risultati di associazione diretta trovino logica anche nel fatto che, nella maggior parte dei casi, le nazioni che ricorrono a importanti misure di contenimento sono anche quelle già duramente colpite dalla pandemia;
- è stato utilizzato un tasso di mortalità non standardizzato, per le stesse ragioni di cui al paragrafo precedente;
- inoltre, occorre sempre ricordare che, statisticamente, una correlazione non implica necessariamente un nesso di causa-effetto, pertanto attenzione a trarre conclusioni troppo affrettate, soprattutto in mancanza di studi scientifici - di quelli non ecologici - che siano in grado di fornire maggiori informazioni sul tema;

---

[56] un fattore di confondimento (o confondente) è una variabile associata sia all'esposizione (in questo caso il lockdown) che all'effetto (i decessi causati dal coronavirus), in grado di mediare la relazione tra i due fenomeni, conducendo a un'associazione apparente ma non reale (spuria), appunto "confusa" da questo fattore

8. Le misure di contenimento

- il modello di regressione lineare qui adattato considera una sola variabile esplicativa (*regressione semplice*), l'Oxford stringency index medio, ma nella realtà un fenomeno collettivo dipende solitamente da più fattori (*regressione multipla*); in altri termini, anche assumendo una certa efficacia delle misure di contenimento sulla mortalità Covid-19, è assai improbabile che quest'ultima dipenda soltanto dal livello medio dell'Oxford stringency index (stile di vita? inquinamento? predisposizione genetica? ecc.).

Per queste (ed altre possibili) motivazioni, ripetiamo che i risultati su esposti, seppur piuttosto controintuitivi, dovrebbero essere utilizzati in via del tutto esplorativa.

9. L'attesa del vaccino

Per contenere un'epidemia occorre innanzitutto tener basso il numero di soggetti suscettibili nella popolazione, quelli cioè in grado di contrarre la malattia. Per far questo, si ricorre in primis alla vaccinazione di massa.
Il 27 dicembre 2020, data conosciuta come "Vaccine day", è iniziata ufficialmente la campagna di vaccinazione contro il Covid-19 in tutta Europa. In Italia è iniziata il 31 dicembre 2020, con il vaccino Comirnaty prodotto da Pfizer/BioNTech. Il 12 marzo 2021 è stato approvato, in Italia, il piano strategico nazionale dei vaccini per la prevenzione delle infezioni da SARS-CoV-2, elaborato da Ministero della Salute, Commissario straordinario per l'emergenza, Istituto Superiore di Sanità (ISS), Agenzia nazionale per i servizi sanitari regionali (Agenas) e Agenzia Italiana del Farmaco (AIFA). Nel documento è fornita una stima della potenziale quantità di dosi di vaccino disponibili (in milioni di unità) per il nostro Paese, nel 2021 e nei primi sei mesi del 2022 (tabella 20):

Tabella 20: *Dosi stimate di vaccino disponibili (in milioni di unità) per l'Italia, 2021 e primi sei mesi del 2022 (fonte: Ministero della Salute, aggiornamento al 3 marzo 2021)*

Azienda	Nazione	Dosi stimate
AstraZeneca	Regno Unito/Svezia	40.166.000
CureVac	Germania	29.890.904
Johnson&Johnson	Stati Uniti	26.571.973
Moderna	Stati Uniti	39.757.400
Pfizer/BioNTech	Stati Uniti/Germania	65.767.356
Sanofi/GSK	Francia/Gran Bretagna	40.380.000
		242.533.633

Si parla di 6 vaccini, 4 già autorizzati al commercio[57], ed oltre 242 milioni di dosi distribuite in 18 mesi; tra le categorie considerate prioritarie nelle fasi iniziali troviamo gli anziani over 80, gli operatori sanitari e sociosanitari, il personale e gli ospiti dei presidi residenziali per anziani[58]. L'obiettivo è quello di raggiungere, a regime, le 500 mila

---

[57] i vaccini di Pfizer/BioNTech (autorizzato da AIFA il 22 dicembre 2020), Moderna (autorizzato da AIFA il 7 gennaio 2021), AstraZeneca (autorizzato da AIFA il 30 gennaio 2021) e Johnson&Johnson (autorizzato da AIFA il 12 marzo 2021)
[58] le categorie non sono mutuamente esclusive

somministrazioni al giorno su base nazionale, vaccinando almeno l'80% della popolazione entro settembre 2021.

Lo studio pubblicato sul Comirnaty

In Italia, il vaccino Comirnaty di Pfizer/BioNTech è stato autorizzato dall'Agenzia Italiana del Farmaco (AIFA) in data 22 dicembre 2020. La pubblicazione dello studio sperimentale sul vaccino Comirnaty[59], pubblicato il 10 dicembre 2020 sulla rivista scientifica The New England Journal of Medicine, ha suscitato un dibattito sull'efficacia dichiarata, e probabilmente non compresa da molti.
Nello studio, il vaccino Comirnaty di Pfizer/BioNTech è stato valutato in base al rischio di ammalarsi di Covid-19, ovvero in base al rischio di infezione sintomatica da SARS-CoV-2. L'efficacia è stata testata su un campione di 34.922 soggetti, seguiti per un periodo medio di 45 giorni[60], a partire dalla settimana successiva alla somministrazione della dose di richiamo; di questi, 17.411 avevano ricevuto il vaccino Comirnaty (gruppo sperimentale), mentre 17.511 avevano ricevuto un placebo (gruppo di controllo). I casi Covid-19 sono stati nel complesso 170, 8 tra i vaccinati e 162 tra i controlli. Ricorriamo a una tabella doppia per riepilogare il tutto:

Tabella 21: *Tabella doppia di riepilogo dei dati sperimentali pubblicati nello studio clinico di Polack et al. sul vaccino Covid-19 Comirnaty di Pfizer/BioNTech*

	Casi[61]	Sani[62]	tot
Vaccino	8	17.403	17.411
Placebo	162	17.349	17.511
tot	170	34.752	34.922

---

[59] Polack FP, Thomas SJ, Kitchin N, Absalon J, Gurtman A, Lockhart S, et al., *Safety and Efficacy of the BNT162b2 mRNA Covid-19 Vaccine*, The New England Journal of Medicine, 2020
[60] i soggetti sono stati osservati per un tempo variabile in relazione al giorno in cui avevano ricevuto la prima dose
[61] i "casi" sono stati confermati mediante RT-PCR e in base alla presenza di almeno un sintomo compatibile con la malattia Covid-19 (febbre, tosse di nuova insorgenza o aumentata, respiro affannoso di nuova insorgenza o peggiorato, brividi, dolore muscolare di nuova insorgenza o aumentato, perdita del gusto o dell'olfatto di nuova insorgenza, mal di gola, diarrea o vomito)
[62] in questo ambito, sono da intendere "sani" tutti coloro che nel periodo di osservazione non avevano contratto l'infezione in versione sintomatica, quindi i contagiati asintomatici e coloro che non avevano proprio contratto l'infezione

Rischio assoluto e rischio relativo

L'incidenza della malattia tra i vaccinati, il *rischio assoluto*, è stata dello 0,05% (0,5 casi ogni 1.000), mentre tra i riceventi il placebo l'incidenza è stata dello 0,93% (9,3 casi ogni 1.000)[63]:

$$R_V = \frac{8}{17.411} = 0,00046$$

$$R_P = \frac{162}{17.511} = 0,00925$$

Nel totale, i casi di Covid-19 sono stati lo 0,49% del campione (4,9 casi ogni 1.000):

$$R_{TOT} = \frac{170}{34.922} = 0,00487$$

In altre parole, non ha contratto la malattia il 99,95% dei vaccinati, il 99,08% dei controlli e il 99,51% di tutti i partecipanti:

$$1 - R_V = 1 - 0,00046 = 0,99954$$

$$1 - R_P = 1 - 0,00925 = 0,99075$$

$$1 - R_{TOT} = 1 - 0,00487 = 0,99513$$

Il rapporto tra le due probabilità è detto *rischio relativo* (RR), anche detto *rapporto di incidenza*, e ci dice che la probabilità di contrarre la malattia per i vaccinati è il 4,97% di quella dei non vaccinati:

$$RR_{V/P} = \frac{R_V}{R_P} = \frac{0,00046}{0,00925} = 0,04973$$

Al contrario, si può affermare che il rischio di contrarre la malattia per i non vaccinati è circa 20 volte superiore a quello dei vaccinati:

---

[63] in verità, nello studio l'incidenza è stata valutata non come *rischio incidente*, che esprime la probabilità che la malattia si manifesti in un campione di soggetti suscettibili, bensì come *tasso di incidenza*, che esprime la velocità con cui la malattia si manifesta nel campione, calcolando il rapporto tra il numero dei casi e il tempo di osservazione complessivo fino alla fine dello studio o all'insorgenza della malattia; tuttavia, la differenza tra rischio e tasso in questo caso può essere ritenuta trascurabile, vista la breve durata dello studio e il numero esiguo di casi rispetto al totale dei partecipanti, pertanto per comodità di esposizione ragioneremo comunque in termini di probabilità (rischio)

9. L'attesa del vaccino

$$RR_{P/V} = \frac{0,00925}{0,00046} = 20,1$$

Il rischio relativo costituisce una misura della forza dell'associazione tra fattore di rischio/protezione e malattia.[64] L'indice $RR_{V/P}$ è pari a 1 se il fattore non ha influenza nello sviluppo della malattia, è <1 se il fattore protegge dalla malattia, è >1 se la favorisce.

Riduzione del rischio

Il complementare del rischio relativo esprime la *riduzione relativa del rischio* (RRR), ovverosia l'*efficacia* del vaccino, quella che in questi mesi ha tenuto acceso il dibattito, e dai dati pubblicati risulta pari al 95%:

$$RRR = 1 - RR_{V/P} = 1 - 0,04973 = 0,95027$$

Il risultato suggerisce che il 95% dei soggetti che avrebbe contratto l'infezione e poi sviluppato il Covid-19 se non vaccinato, non si ammala se invece viene vaccinato; in altri termini, si stima che il vaccino Comirnaty possa evitare 950 infezioni sintomatiche ogni 1.000 vaccinati suscettibili. Pertanto, i dati disponibili consentono di affermare che il vaccino è in grado di proteggere dal Covid-19 il 95% dei soggetti suscettibili, e non il 95% della popolazione dal virus SARS-CoV-2. Per essere ancora più chiari:
- ✓ protezione dei soggetti suscettibili, non di tutta la popolazione;
- ✓ protezione dalla malattia, non dal contagio.

Relativamente al campione nello studio, sono 154 i soggetti suscettibili non vaccinati che avrebbero potuto evitare la malattia ($n_{C|P}$ indica i casi di malattia nel gruppo di controllo):

$$n_{C|P} \cdot RRR = 162 \cdot 0,95027 = 153,9$$

La differenza tra i rischi nei due gruppi fornisce invece la *riduzione assoluta del rischio* (RAR), una stima della riduzione del rischio assoluto:

$$RAR = RR_P - RR_V = 0,00925 - 0,00046 = 0,00879$$

La riduzione risulta dello 0,88%. Se ne deduce che, in una popolazione con un rischio di contrarre l'infezione sintomatica pari a quello del

---

[64] si consiglia la seguente lettura: Bruno Cheli (2021), "Alcune considerazioni sulla misura di efficacia del vaccino Comirnaty della PfizerBioNTech", Discussion Papers del Dipartimento di Economia e Management - Università di Pisa, n. 270 (http://www.ec.unipi.it/ricerca/discussion-papers)

campione nello studio, i casi di Covid-19 evitabili nello stesso arco di tempo costituiscono lo 0,88% dei vaccinati, ovvero 9 casi ogni 1.000. A differenza della riduzione relativa del rischio (efficacia), la riduzione assoluta esprime la capacità del vaccino di proteggere l'intera popolazione di vaccinati (suscettibili e non).

Tornando al campione osservato nello studio, ancora una volta otteniamo 154 soggetti suscettibili che avrebbero potuto evitare la malattia se vaccinati (n_P indica i soggetti che avevano ricevuto il placebo):

$$n_P \cdot RAR = 17.511 \cdot 0,00879 = 153,9$$

L'inverso della riduzione assoluta del rischio costituisce un importante indicatore, il *number needed to treat* (NNT), che stima il numero di trattamenti necessari per prevenire 1 caso di malattia. Si ottiene:

$$NTT = \frac{1}{RAR} = \frac{1}{0,00879} = 113,8$$

Pertanto, sempre assumendo una popolazione con un rischio di infezione sintomatica e una finestra temporale uguali a quelle del campione osservato nello studio, per poter evitare 1 caso di Covid-19 si stima siano necessarie 114 vaccinazioni con il Comirnaty.

Due calcoli per l'Italia

Nonostante tutto, l'interpretazione più comune che solitamente viene data all'efficacia dichiarata nello studio è che il vaccino è in grado di proteggere il 95% della popolazione dal virus SARS-CoV-2. Come abbiamo visto non è così, e vediamo di capirlo meglio con un esempio per l'Italia, con una popolazione di 59.641.488 abitanti al 1° gennaio 2020 (dato ISTAT).

Supponiamo che la quota di popolazione contagiata sia il 10%, e che il 30% sviluppi la malattia. Ciò si tradurrebbe in quasi 6 milioni di nuovi contagiati, il 30% dei quali si ammalerebbe di Covid-19, cioè quasi 1 milione e 800 mila persone:

$$(59.641.488 \cdot 0,1)0,3 = 5.964.148,8 \cdot 0,3 = 1.789.244,7$$

Ipotizziamo, per assurdo, che si riesca a vaccinare con il Comirnaty tutta la popolazione italiana. Assumendo che l'efficacia del vaccino sia quella dichiarata nello studio (95%), si può stimare che, nella migliore delle ipotesi, la vaccinazione sarebbe in grado di evitare quasi 1 milione e 700 mila malati:

$$1.789.244,7 \cdot 0,95 = 1.699.782,4$$

9. L'attesa del vaccino

ovvero 1 caso di Covid-19 ogni 35 vaccinati:

$$\frac{59.641.488}{1.699.782,4} = 35,1$$

Gli italiani protetti contro il Covid-19 sarebbero dunque il 2,9%[65]:

$$\frac{1.699.782,4}{59.641.488} = 0,0285$$

Alcuni limiti dello studio

Per concludere, riportiamo alcuni dei limiti dello studio pubblicato:
- non conteggiando tra i casi gli asintomatici (soggetti non suscettibili), dai risultati dello studio in esame non sappiamo se il vaccino riduca anche il rischio di contrarre il virus SARS-CoV-2, a prescindere dall'eventualità che poi si sviluppi o meno la malattia;
- i risultati non consentono di valutare l'efficacia del vaccino nel prevenire forme gravi di Covid-19;
- i risultati si limitano a un periodo medio di 45 giorni, pertanto non abbiamo informazioni sui possibili costi/benefici (copertura vaccinale compresa) che vanno oltre questa soglia temporale;
- le stime di efficacia per le fasce di età over 55 hanno presentato elevata incertezza campionaria[66], tale da non consentire una buona valutazione dell'efficacia del vaccino nei soggetti più anziani, che risultano però i più colpiti dalla pandemia, e che, per altro, nello studio costituiscono solo il 42,2% del campione.

---

[65] stima ottimistica, perché abbiamo ipotizzato di riuscire a vaccinare tutta Italia (cosa impossibile) e di vaccinare tutti con il Comirnaty (i vaccini saranno probabilmente 6, con livelli di efficacia diversi, anche più bassi del 95%)

[66] si fa riferimento all'errore campionario, quello che deve essere messo in conto allorquando i risultati campionari vengono estesi all'intera popolazione di origine, ed è espresso dall'ampiezza degli intervalli di confidenza attorno alla stima; per le fasce di età over 55, lo studio ha prodotto intervalli molto ampi (con fiducia al 95%)

10. Covid-19 e vaccinazione antinfluenzale

L'influenza è una malattia respiratoria molto contagiosa, provocata da alcuni virus[67] che infettano le vie aeree. È una malattia stagionale, e nell'emisfero settentrionale si presenta nel periodo invernale.

In Italia, la sorveglianza dell'influenza è affidata al sistema di sorveglianza epidemiologica e virologica InfluNet, coordinata dall'Istituto Superiore di Sanità (ISS) con il sostegno del Ministero della Salute: la sorveglianza epidemiologica ha l'obiettivo di determinare inizio, durata e intensità dell'epidemia stagionale, quella virologica si occupa invece del monitoraggio della circolazione dei diversi virus influenzali. Il sistema InfluNet si avvale di una rete di "medici sentinella" (devono coprire una quota di assistiti pari almeno al 2% della popolazione regionale), per la segnalazione dei casi sospetti.

Nella sezione FAQ - Influenza e vaccinazione antinfluenzale del sito web del Ministero della Salute sono indicate quelle che vengono comunemente considerate come semplici azioni in grado di prevenire l'influenza (ma anche altre malattie trasmissibili). Tra queste, c'è anche la vaccinazione antinfluenzale.

La diagnosi differenziale col Covid-19

Durante la pandemia, le autorità sanitarie hanno più volte sottolineato l'importanza di sottoporsi alla vaccinazione antinfluenzale a fine estate, non solo appunto come prevenzione dell'influenza, ma anche perché ciò garantirebbe una semplificazione della diagnosi e della gestione dei casi sospetti per la sintomatologia sovrapponibile con il Covid-19.

Si stima che le sindromi influenzali ogni anno colpiscano il 5-10% della popolazione adulta e il 20-30% di quella pediatrica (ISS 2020). Tuttavia, secondo alcuni medici e ricercatori, soltanto una parte di queste malattie è davvero influenza (l'influenza e le sindromi influenzali sono clinicamente indistinguibili). Si riporta, al riguardo, la seguente tabella[68], che fornisce i casi di influenza in Italia per 5 anni a partire dalla stagione 2013/14 (dati del Ministero della Salute):

---

[67] sono 3: i virus di tipo A e B, responsabili dei classici sintomi influenzali, e quello di tipo C, di scarso rilievo clinico (spesso asintomatico)

[68] Donzelli A, Agostini D, Bellavite P, Cattaneo A, Duca P, Serravalle E (2020). *Vaccinazione antinfluenzale: che cosa dicono le prove scientifiche*. Giovanni Fioriti Editore, Roma.

10. Covid-19 e vaccinazione antinfluenzale

Tabella 22: *Casi di influenza in Italia e stima dei positivi ai virus influenzali sulla base dei campioni biologici esaminati per 5 anni a partire dalla stagione influenzale 2013/14 (Volpi 2018)*

Stagione	Casi di influenza	Campioni analizzati	Campioni positivi	% Campioni positivi	Positivi stimati
2013/14	4.502.000	4.426	1.033	23,3	1.049.000
2014/15	6.299.000	10.471	3.715	35,5	2.236.000
2015/16	4.877.000	8.971	2.450	27,3	1.331.000
2016/17	5.441.000	12.034	3.518	29,2	1.591.000
2017/18	8.677.000	16.135	5.494	34,1	2.955.000
	29.796.000	52.037	16.210		9.162.000

Nei 5 anni, i casi di influenza sono stati 29.796.000. Dall'analisi dei 52.037 campioni biologici sono emersi 16.210 positivi, con percentuali comprese nell'intervallo 23,3-35,5%. Applicando dette percentuali ai dati del Ministero si possono stimare oltre 9 milioni di positivi ai virus influenzali, ossia il 30,7% dei casi segnalati:

$$\frac{9.162.000}{29.796.000} = 0,307$$

In altre parole, le stime basate sulle 5 stagioni suggeriscono che, di tutte le sindromi influenzali riportate, queste sarebbero da considerarsi vere influenze soltanto nel 30,7% dei casi, mentre il rimanente 69,3% delle malattie invernali segnalate non dovrebbe essere imputato ai virus influenzali.

Ora, l'efficacia del vaccino antinfluenzale è attualmente stimata al 44%[69]. Applicando questa percentuale al 29,9% di vere influenze stimate si ottiene una riduzione media attesa all'incirca del 14%:

$$0,307 \cdot 0,44 = 0,135$$

In altre parole, si può stimare che la vaccinazione antinfluenzale, in Italia, comunque non consentirebbe la diagnosi differenziale dal Covid-19 nell'86% dei casi.

---

[69] Sah P, Alfaro-Murillo JA, Fitzpatrick MC, Neuzil KM, Meyers LA, Singer BH, Galvani AP. Future epidemiological and economic impacts of universal influenza vaccines. Proc Natl Acad Sci U S A. 2019 Oct 8;116(41):20786-20792. doi: 10.1073/pnas.1909613116. Epub 2019 Sep 23. Erratum in: Proc Natl Acad Sci U S A. 2019 Oct 29;116(44):22409. PMID: 31548402; PMCID: PMC6789917.

Non solo, in tutto questo occorre tener conto dell'*interferenza virale*[70], fenomeno che non esclude, per i vaccinati contro la comune influenza, un aumento di altre virosi respiratorie di tipo non influenzale, alcune anche da coronavirus[71], il che paradossalmente potrebbe far scendere la stima del beneficio al di sotto del già modesto 14%.

La relazione tra vaccinazione antinfluenzale e mortalità Covid-19

Dall'inizio della pandemia è stata spesso discussa l'ipotesi che la vaccinazione antinfluenzale possa agire come fattore di protezione (o magari di rischio) anche nei confronti del Covid-19. Al riguardo, può essere interessante esaminare, in via esplorativa, l'impatto della pandemia nelle regioni o nazioni che hanno registrato un alto tasso di copertura antinfluenzale.
Cominciamo dall'Italia. Utilizziamo gli ultimi dati dell'Istituto Superiore di Sanità (ISS) sulle coperture antinfluenzali nella popolazione over 65 (ci riferiamo a questa fascia perché è la più colpita dalla pandemia) per la stagione 2019/20 (vedere appendice 2). Per le varie regioni e province autonome italiane, il grafico 28 mette in relazione la copertura antinfluenzale negli over 65 con il numero di decessi Covid-19 ogni 100 mila abitanti al 10 maggio 2021 (per quest'ultimi tornare alla tabella 5). Come possiamo notare, la nuvola dei punti presenta una discreta inclinazione negativa, che si traduce in una correlazione lineare inversa tra le due variabili, di livello comunque contenuto (34%)[72]: alti tassi di copertura antinfluenzale tendono ad essere scarsamente associati a un più basso numero di decessi Covid-19 (rapportati alla popolazione). La bontà del modello di regressione lineare è bassa (11,6%): la mortalità Covid-19 risulta debolmente spiegata dal livello di vaccinazione antinfluenzale. La relazione inversa tra le variabili vaccinazione antinfluenzale e mortalità

---

[70] Cowling BJ, Fang VJ, Nishiura H, Chan KH, Ng S, Ip DK, Chiu SS, Leung GM, Peiris JS. Increased risk of noninfluenza respiratory virus infections associated with receipt of inactivated influenza vaccine. Clin Infect Dis. 2012 Jun;54(12):1778-83. doi: 10.1093/cid/cis307. Epub 2012 Mar 15. PMID: 22423139; PMCID: PMC3404712.

[71] Wolff GG. Influenza vaccination and respiratory virus interference among Department of Defense personnel during the 2017-2018 influenza season. Vaccine. 2020 Jan 10;38(2):350-354. doi: 10.1016/j.vaccine.2019.10.005. Epub 2019 Oct 10. PMID: 31607599; PMCID: PMC7126676.

[72] abbiamo già discusso della correlazione lineare nel capitolo 8

Covid-19 sembrerebbe tuttavia confermata dai risultati di alcuni studi pubblicati durante la pandemia.[73]

Grafico 28: *Correlazione lineare tra le coperture antinfluenzali (%) negli over 65 per la stagione 2019/20 in Italia e il numero di decessi Covid-19 ogni 100 mila abitanti al 10 maggio 2021, dati per regione/P.A. (fonti: ISS, ISTAT)*

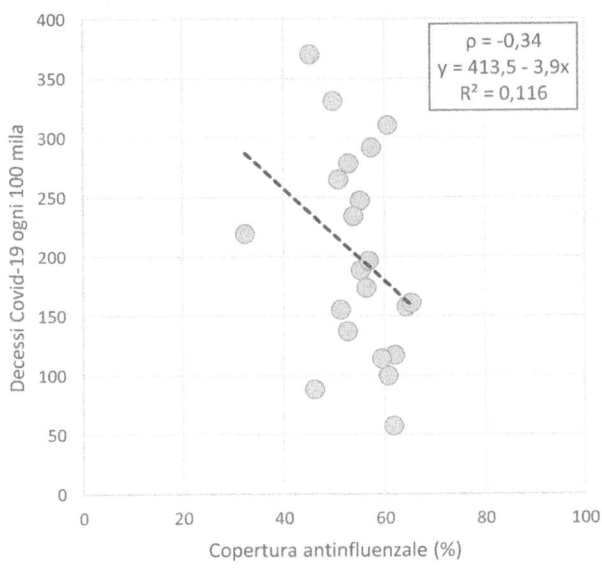

Spostiamoci ora sul versante europeo. I dati di partenza sono certamente più interessanti, perché adesso abbiamo 27 unità territoriali. Gli ultimi dati disponibili sulle coperture antinfluenzali in Europa nella popolazione over 65 sono quelli dell'Ufficio statistico dell'Unione Europea (Eurostat) per l'anno 2018 (vedere appendice 6). Per le varie nazioni europee, il grafico 29 mette in relazione la copertura antinfluenzale negli over 65 con il

---

[73] Marín-Hernández D, Schwartz RE, Nixon DF. Epidemiological evidence for association between higher influenza vaccine uptake in the elderly and lower COVID-19 deaths in Italy. J Med Virol. 2021 Jan;93(1):64-65. doi: 10.1002/jmv.26120. Epub 2020 Jun 9. PMID: 32497290; PMCID: PMC7300995.
Amato M, Werba JP, Frigerio B, Coggi D, Sansaro D, Ravani A, Ferrante P, Veglia F, Tremoli E, Baldassarre D. Relationship between Influenza Vaccination Coverage Rate and COVID-19 Outbreak: An Italian Ecological Study. Vaccines (Basel). 2020 Sep 16;8(3):535. doi: 10.3390/vaccines8030535. PMID: 32947988; PMCID: PMC7563271.

numero di decessi Covid-19 ogni 100 mila abitanti al 10 maggio 2021 (per quest'ultimi tornare al grafico 25):

Grafico 29: *Correlazione lineare tra le coperture antinfluenzali (%) negli over 65 nel 2018 in Europa e il numero di decessi Covid-19 ogni 100 mila abitanti al 10 maggio 2021, dati per 27 nazioni (fonti: Eurostat, OMS)*

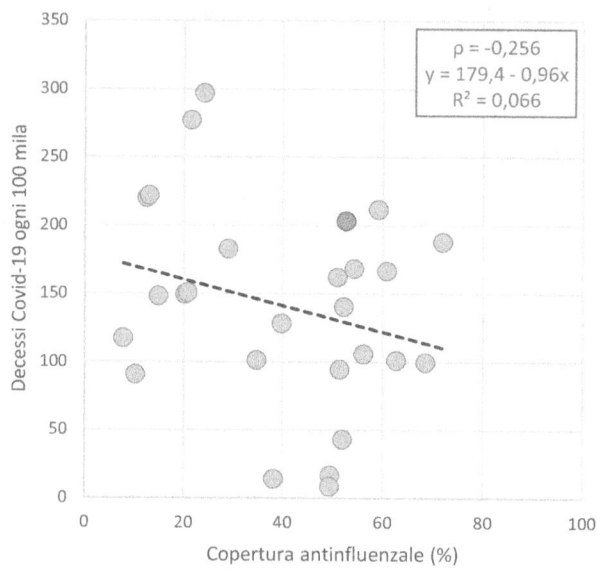

Anche in questo caso, la nuvola dei punti (il pallino più scuro indica l'Italia) presenta inclinazione negativa, ma questa volta la pendenza è lieve, il che suggerisce una debole correlazione lineare inversa tra le due variabili. L'associazione lineare è comunque bassa (25,6%), in generale l'esame grafico della nuvola di punti, dalla forma molto irregolare, denota scarsa associazione tra le due variabili[74]. La bontà del modello di regressione lineare è molto bassa nulla (6,6%). Tutto ciò lascerebbe supporre che, sostanzialmente, in Europa il livello di mortalità Covid-19 non dipenda dal tasso di copertura antinfluenzale.

Riepilogando, il livello di associazione lineare (inversa) tra le variabili vaccinazione antinfluenzale negli over 65 e mortalità Covid-19 è bassa se si osservano i dati per regione/P.A. (34%), anche più scarsa se si utilizzano

---

[74] non si riesce a identificare una qualche curva matematica (retta, parabola, ecc.) che ben approssimi graficamente la nuvola dei puti

10. Covid-19 e vaccinazione antinfluenzale

i dati per nazione europea (25,6%). L'analisi grafica e la scarsa bontà dei modelli di regressione lineare (rispettivamente 11,6% e 6,6%) lascerebbero dedurre che la vaccinazione antinfluenzale statisticamente non risulti, da sola, un importante fattore di protezione nei confronti del virus SARS-CoV-2.

Andiamo adesso oltreoceano: vediamo il caso degli Stati Uniti. I dati di partenza sono ancora più interessanti, perché abbiamo 51 unità territoriali, ossia i 50 Stati federati più il distretto federale (Distretto di Columbia). Gli ultimi dati disponibili sulle coperture antinfluenzali negli USA sono quelli dei Centri statunitensi per la prevenzione e il controllo delle malattie (CDC), in questo caso però si riferiscono all'ampia fascia di età over 18 (vedere appendice 10). Per i vari Stati federati, il grafico 30 mette in relazione la copertura antinfluenzale negli over 18 con il numero di decessi Covid-19 ogni 100 mila abitanti al 10 maggio 2021 (per quest'ultimi consultare l'appendice 9):

Grafico 30: *Correlazione lineare tra le coperture antinfluenzali (%) negli over 18 nel 2019 negli Stati Uniti e il numero di decessi Covid-19 ogni 100 mila abitanti al 10 maggio 2021, dati per Stato/distretto (fonti: CDC, Università di Oxford, Data Commons)*

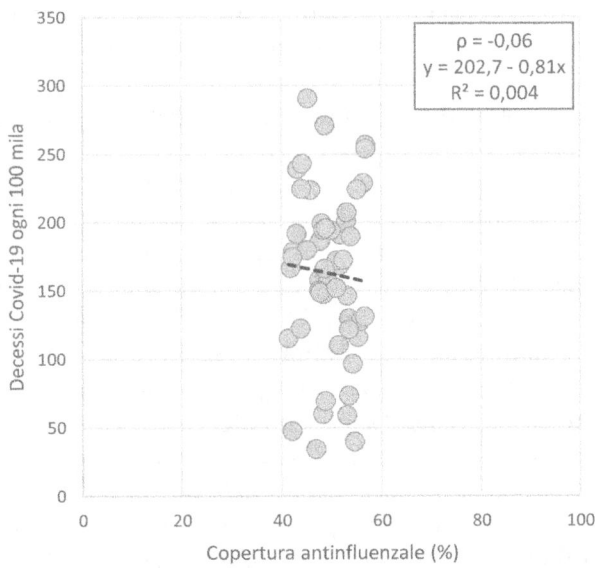

Ancora una volta, la retta ha inclinazione negativa, ma in questo caso la correlazione lineare inversa è davvero molto bassa (6%), e la bontà del modello di regressione lineare è sostanzialmente nulla (0,4%): rispetto al caso europeo, nel contesto statunitense la relazione tra le variabili peggiora ancora.

Facciamo allora il punto di quanto emerso. A livello statistico, tra le variabili vaccinazione antinfluenzale e mortalità Covid-19 si osserva una bassa associazione lineare inversa in Italia (34%), associazione che si abbassa ulteriormente in Europa (25,6%) e che si avvicina all'indipendenza lineare negli USA (6%). I modelli di regressione lineare mostrano comunque livelli di adattamento sempre molto scarsi (rispettivamente 11,6%, 6,6% e 0,4%), e l'analisi grafica sembra escludere un altro tipo di relazione (non lineare) tra le variabili: in altri termini, la vaccinazione antinfluenzale statisticamente non sembra essere, da sola, un fattore di protezione rilevante nei confronti della mortalità per Covid-19.

Preme comunque sottolineare che le analisi descritte in questo paragrafo, in via del tutto esplorativa, presentano diversi limiti (la maggior parte di questi sono stati già discussi alla fine del capitolo 8):

- si tratta di semplici analisi descrittive, che possono essere ricondotte alla famiglia degli *studi ecologici*, che analizzano la relazione esposizione-malattia ricorrendo a dati rilevati a livello aggregato, non individuale: elevato è il rischio di errore (*bias ecologico*), ossia il rischio di trovare associazioni a livello di gruppo che però non corrispondono a quelle riscontrabili a livello individuale;
- una correlazione non implica necessariamente un nesso di causa-effetto;
- i modelli di regressione lineare qui adattati consideravano una sola variabile esplicativa (*regressione semplice*), la copertura antinfluenzale appunto, ma nella realtà un fenomeno dipende solitamente da più fattori (*regressione multipla*); in altri termini, anche assumendo un certo effetto della vaccinazione antinfluenzale sulla mortalità Covid-19, è assai improbabile che quest'ultima dipenda dai soli livelli di copertura;
- i dati utilizzati non sono completi ed omogenei: per esempio abbiamo utilizzato i decessi Covid-19 nella popolazione generale mentre i dati sulle coperture antinfluenzali riguardavano una certa fascia di età (over 65 oppure over 18), il dato sulle coperture antinfluenzali per alcune nazioni europee è stimato o fermo all'anno precedente, ecc.

11. Covid-19 e inquinamento atmosferico

Che l'inquinamento atmosferico costituisca un serio problema (anche) per la nostra salute è ormai fuori dubbio: elevate concentrazioni di ossidi di carbonio, azoto, zolfo, di benzene, ozono, particolato, ed altre sostanze sono in grado di peggiorare la qualità dell'aria, aumentando il rischio di sviluppare tutta una serie di patologie. Secondo le stime[75] dell'Agenzia Europea dell'Ambiente (EEA), nel 2012, le morti premature in Italia attribuibili a particolato sottile ($PM_{2,5}$), ozono (O_3) e biossido di azoto (NO_2) sono state oltre 65 mila.

In generale, è fatto noto che il particolato atmosferico possa agire come vettore di trasporto (*carrier*) per molti contaminanti chimici e biologici, virus compresi. Non solo, esso può rappresentare anche un substrato necessario ai virus per rimanere nell'aria in condizioni vitali anche per qualche giorno; chiaramente, il tasso di inattivazione dei virus nel particolato atmosferico dipende dalle condizioni ambientali, in particolare un'umidità relativa elevata può determinare un più alto tasso di diffusione.

Coronavirus e inquinamento dell'aria

Molto discussa è la possibilità che l'inquinamento atmosferico possa aver in qualche modo giocato un ruolo a favore del virus SARS-CoV-2, contribuendo ad incrementarne la mortalità. Nello specifico, ciò che gli epidemiologi ambientali si stanno chiedendo è se l'inquinamento atmosferico possa aver agito in qualità di *modificatore di effetto*, ovvero fattore in grado di determinare un diverso effetto dell'esposizione al virus sulla mortalità Covid-19, in funzione appunto dei diversi livelli di concentrazione di talune sostanze inquinanti.

In Europa, la pandemia ha avuto inizio in Lombardia, nel Nord Italia. Ma, come noto, il Nord Italia è anche tra le aree europee più inquinate; soprattutto la Pianura Padana, che registra, ormai da anni, tra le più alte concentrazioni medie di particolato $PM_{2,5}$ e PM_{10}[76], e comunque superiori ai valori medi italiani. Analoghe considerazioni possono essere fatte ad

---

[75] *Air quality in Europe, 2020 report*, European Environment Agency (EEA)
[76] con PM si fa riferimento al materiale particolato in sospensione (polveri sottili): le $PM_{2,5}$ sono le particelle sospese con dimensioni non superiori a 2,5 micron (un micron, indicato con il simbolo μg, equivale a un milionesimo di metro), mentre le PM_{10} sono quelle con dimensioni non superiori a 10 micron

esempio per gli Stati Uniti: l'area atlantica, la più colpita dal virus, è anche tra quelle maggiormente inquinate. Il timore, dunque, che l'inquinamento atmosferico possa aver giocato un ruolo più o meno rilevante nella pandemia di Covid-19 appare del tutto legittimo.

Gli studi pubblicati

Dall'inizio dell'emergenza sono stati pubblicati diversi studi sul possibile ruolo dell'inquinamento atmosferico nella pandemia, con risultati che al momento rafforzano l'ipotesi di associazione tra inquinamento dell'aria e mortalità per Covid-19. Per fare qualche esempio:

> ➢ un primo studio[77], una collaborazione tra Italia e Stati Uniti, ha utilizzato i dati di 4.041 comuni italiani del Nord Italia, trovando un'associazione positiva e statisticamente significativa tra l'eccesso di mortalità - quella imputata al coronavirus (stimata come differenza dalla media del periodo 2015-2019) - e i livelli di inquinamento da $PM_{2,5}$, ovverosia, nella maggior parte dei casi, i comuni con alte concentrazioni di $PM_{2,5}$ erano anche quelli con un elevato eccesso di mortalità;
>
> ➢ un altro studio[78], condotto dalla Società Italiana di Medicina Ambientale (SIMA), utilizzando i dati delle varie province italiane, ha considerato plausibile l'ipotesi che i livelli di inquinamento da PM_{10} possano aver giocato un'azione di impulso (*boost*) alla diffusione del coronavirus nelle zone più colpite del Nord Italia;
>
> ➢ c'è stato poi un importante studio[79] americano, condotto negli Stati Uniti utilizzando i dati di 3.089 contee: anche in questo caso è stata trovata un'associazione positiva statisticamente

---

[77] Coker ES, Cavalli L, Fabrizi E, Guastella G, Lippo E, Parisi ML, Pontarollo N, Rizzati M, Varacca A, Vergalli S. The Effects of Air Pollution on COVID-19 Related Mortality in Northern Italy. Environ Resour Econ (Dordr). 2020 Aug 4:1-24. doi: 10.1007/s10640-020-00486-1. Epub ahead of print. PMID: 32836855; PMCID: PMC7399615.

[78] Setti L, Passarini F, De Gennaro G, Barbieri P, Licen S, Perrone MG, Piazzalunga A, Borelli M, Palmisani J, Di Gilio A, Rizzo E, Colao A, Piscitelli P, Miani A. Potential role of particulate matter in the spreading of COVID-19 in Northern Italy: first observational study based on initial epidemic diffusion. BMJ Open. 2020 Sep 24;10(9):e039338. doi: 10.1136/bmjopen-2020-039338. PMID: 32973066; PMCID: PMC7517216.

[79] Wu X, Nethery RC, Sabath MB, Braun D, Dominici F. Air pollution and COVID-19 mortality in the United States: Strengths and limitations of an ecological regression analysis. Sci Adv. 2020 Nov 4;6(45):eabd4049. doi: 10.1126/sciadv.abd4049. PMID: 33148655; PMCID: PMC7673673.

significativa tra i livelli storici di concentrazione media di $PM_{2,5}$ (periodo 2000-2016) e il tasso di mortalità per Covid-19.

Serviranno senz'altro altri studi per far luce sul possibile ruolo dell'inquinamento atmosferico nella pandemia. Nel frattempo, abbiamo un motivo in più per scegliere di inquinare meno il pianeta.

12. Covid-19 e sistema immunitario

La microbiologia studia tutti gli organismi viventi unicellulari, pluricellulari o acellulari, non visibili ad occhio nudo. La biodiversità sulla Terra è al 99% microbiologica, quello che riusciamo a vedere con i nostri occhi è soltanto l'1% di quello che c'è.
La pandemia di Covid-19 ha inevitabilmente alterato la percezione delle persone sul tema dei microrganismi, ormai la parola virus ci fa venire l'orticaria... ed è comprensibile, ma non tutti i microrganismi sono nostri nemici. Nel corpo umano ci sono infatti decine di trilioni di cellule, il 90% delle quali non sono umane. Queste cellule ci consentono di vivere, pertanto non dobbiamo lasciarci sopraffare dall'attuale paura dei virus di prendere il sopravvento, perché non possiamo scegliere tra loro e noi: dobbiamo convivere.

Il sistema immunitario

L'essere umano dispone di vari meccanismi difensivi nei confronti di virus, batteri ed altri agenti patogeni, meccanismi che formano il sistema immunitario, un insieme di organi e cellule che favoriscono la risposta immunitaria, ovvero la capacità di difendersi (immunità), riconoscendo e non reagendo verso tutto ciò che proprio (*specificità negativa*) ma al contempo riconoscendo e reagendo verso tutto ciò che è estraneo (*specificità positiva*).
La prima linea di difesa dell'organismo è data dall'*immunità innata* (o *aspecifica, naturale*), che si basa su meccanismi presenti nell'organismo sin dalla nascita (cute, saliva, lacrime, temperatura corporea, ecc.). Quando il virus riesce a superare le nostre prime difese aspecifiche, nell'organismo va a legarsi ad alcune proteine (*recettori*) presenti sulla superficie esterna di alcune cellule, penetrandovi all'interno e replicandosi: l'infezione comincia a diffondersi. Per contrastare la replicazione dell'agente patogeno (*antigene*), le cellule malate iniziano a produrre delle molecole (*citochine*) che attivano varie tipologie di globuli bianchi a difesa dell'organismo (macrofagi, neutrofili, ecc.) e promuovono uno stato infiammatorio (febbre, arrossamento, gonfiore etc.), nel tentativo di contenere l'infezione in seconda battuta.
Quando le difese aspecifiche non bastano, l'organismo ricorre all'*immunità acquisita* (o *specifica, adattiva*), che si traduce nell'operato

di altri globuli bianchi, i linfociti B e T, che inducono la produzione di specifici anticorpi atti a neutralizzare il virus.

La disbiosi intestinale

La flora batterica intestinale (*microbiota*), formata da batteri, virus ed altri microrganismi, svolge importantissime funzioni per il benessere generale del nostro organismo. In particolare, essa ha un ruolo determinante nei meccanismi di difesa immunitaria, ricoprendo almeno il 70% del nostro sistema immunitario. L'intestino tenue è lungo circa 4-5 metri, con una superficie di circa 300 m^2 (grosso modo le dimensioni di un campo da tennis), se si aggiunge il colon la misura arriva a circa 7 metri: è la parte del nostro corpo più esposta verso l'esterno, e pertanto la prima e più efficace protezione verso qualsiasi infezione.

Una flora batterica in equilibrio microbico (*eubiosi intestinale*) è fondamentale per il buon funzionamento della membrana intestinale, una barriera cellulare che assicura la permeabilità intestinale, operando selettivamente nei confronti di ciò che deve uscire, molecole di piccole dimensioni prodotte dalla digestione degli alimenti (monosaccaridi, aminoacidi, acidi grassi, vitamine e minerali[80]), e ciò che non deve uscire, le sostanze tossiche.

Quando la flora batterica è invece in disequilibrio microbico (*disbiosi intestinale*), ovvero quando vi è disequilibrio tra batteri "buoni" e batteri "cattivi", nell'intestino si verificano fenomeni putrefattivi e/o infiammatori, dovuti alla precaria attività digestiva nonché ai cataboliti tossici della flora patogena in eccesso. Se questi fenomeni persistono nel tempo, si può arrivare a un'infiammazione della membrana intestinale, che diviene più porosa e quindi permeabile (*sindrome dell'intestino gocciolante*, in inglese *leaky gut syndrome*), e in questa situazione, ciò che non deve uscire esce. Innanzitutto *peptoni*, prodotti intermedi della digestione proteica, che riescono a passare la membrana ancor prima di esser scissi negli aminoacidi di base, entrano in circolo e provocano reazioni infiammatorie e immunitarie, aumentando il rischio di sviluppare tutta una serie di disturbi e patologie autoimmuni (intolleranze alimentari, morbo di Crohn, ecc.). Non solo, l'alterata permeabilità intestinale consente ai microrganismi intestinali di superare la membrana protettiva ed entrare nel torrente sanguigno, favorendone l'intossicazione; la

---

[80] i monosaccaridi derivano dalla digestione dei glucidi (carboidrati), gli aminoacidi dalla digestione dei protidi (proteine), gli acidi grassi dalla digestione dei lipidi (grassi)

situazione si complica per le persone che fumano, per coloro che abusano di farmaci, che consumano cibi ricchi di additivi, ecc., perché ciò si traduce nel passaggio di altre molecole estranee.

In queste situazioni, il nostro sistema immunitario risulta costantemente sollecitato, determinando uno stato infiammatorio diffuso, una *infiammazione sistemica*, promuovendo così lo sviluppo di malattie autoimmuni, oncologiche e cronico-degenerative.

Riepilogando, il contagio da SARS-CoV-2 determina uno stato infiammatorio nell'organismo, quale meccanismo di difesa. Ma alcune persone purtroppo già soffrono di alcune patologie, che comportano un certo grado di infiammazione pregressa nell'organismo, che si va così a sommare a quella provocata dal coronavirus. A queste si aggiunge poi l'infiammazione derivante da un disequilibrio microbico intestinale (disbiosi).

Grafico 31: *SARS-CoV-2 e infiammazione pregressa*

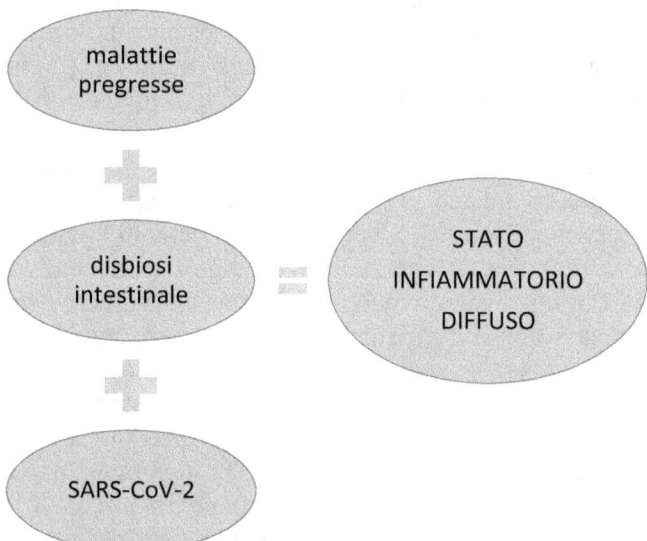

A fine '800, il microbiologo Louis Pasteur, sul letto di morte, ammise che il collega fisiologo Claude Bernard aveva ragione nel sostenere che il terreno è tutto: è conosciuta come "teoria del terreno", secondo la quale il comportamento dei microrganismi dipende dall'ambiente che questi incontrano. Nella visione del medico Antoine Bechamp, la malattia inizia

sempre dall'interno, e soprattutto la malattia potenziale c'è sempre, ancor prima dell'eventuale infezione batterica, sono le condizioni interne che decreteranno il modo in cui i microrganismi si adatteranno al "terreno".
E come prendersi cura il terreno? Come si previene il disequilibrio microbico intestinale, e quindi un aumentato rischio di contrarre infezioni e malattie varie? Beh, sostanzialmente si cerca di limitare la formazione di stati infiammatori, agendo su particolari fattori di rischio/protezione.
Tra le cause più comuni di disbiosi intestinale si annoverano:
- ridotto consumo di acidi grassi omega-3[81] (sono dei riparatori di membrana);
- ridotto consumo di cibi probiotici (altri riparatori di membrana), come per esempio lo yogurt bianco (chiaramente non zuccherato) con fermenti lattici;
- consumo eccessivo di farine raffinate, zuccheri, carni (insaccati in primis), latticini, alcol e caffeina;
- consumo eccessivo di prodotti ricchi di additivi alimentari (biscotti, merendine, caramelle, ecc.)
- abuso di farmaci, soprattutto antibiotici;
- esposizione a contaminanti ambientali;
- stress cronico.

L'ipovitaminosi D

In tema di salute e prevenzione, non si può non parlare di vitamina D. Secondo la Fondazione AIRC per la Ricerca sul Cancro, la vitamina D è una molecola chiave per la salute.
Quando si parla di vitamina D si fa riferimento a un gruppo di sostanze liposolubili, necessarie per il buon funzionamento del metabolismo osseo, ma che espletano anche tante altre funzioni biologiche. Negli esseri umani, i composti più importanti di questo gruppo sono la vitamina D_2 (*ergocalciferolo*) e la vitamina D_3 (*colecalciferolo*).
La principale sorgente naturale di vitamina D è costituita dalla produzione endogena di colecalciferolo (D_3) a livello della pelle, attraverso una reazione chimica che richiede l'esposizione alla luce solare. Ciononostante, l'assunzione può avvenire anche attraverso la dieta (sono

---

[81] sono acidi grassi che non vengono sintetizzati dall'organismo (essenziali), e che per questo devono essere necessariamente introdotti con gli alimenti; il capostipite è l'acido alfa-linolenico (ALA)

buone fonti il fegato, alcuni pesci, il tuorlo d'uovo e alcuni funghi), o eventualmente per mezzo di integratori.

La carenza di vitamina D (ipovitaminosi D) è un problema che ormai interessa gran parte della popolazione mondiale; non solo per la ridotta esposizione solare (non è solo una questione climatica, i bambini, ad esempio, passano molto più tempo in casa davanti a TV e videogiochi rispetto a un tempo), ma anche perché, in generale, il tenore vitaminico del cibo non è più quello di un tempo (da qui il consiglio di scegliere cibi da agricoltura biologica e soprattutto biodinamica). Vi sono comunque altri fattori di rischio per la carenza di vitamina D, tra questi anche il fumo di sigaretta, l'alcolismo e l'obesità.

Dall'inizio dell'emergenza sono stati pubblicati diversi studi sull'associazione tra ipovitaminosi D e impatto della pandemia, con risultati che al momento confermerebbero il significativo ruolo di questa vitamina nel mantenimento della salute. Facciamo alcuni esempi (pubblicazioni del 2020):

- ✓ un primo studio[82] inglese ha indagato sulla relazione tra il livello medio di vitamina D nella popolazione europea e il numero di casi e decessi Covid-19, trovando un'associazione negativa tra i due fenomeni, ovvero meno casi e decessi Covid-19 nelle nazioni con un livello medio di vitamina D più elevato;
- ✓ un altro studio[83], pubblicato dall'Università degli Studi di Torino, ha esaminato i livelli di vitamina D nel plasma in una coorte di 107 pazienti dell'Ente Ospedaliero Cantonale (EOC) di Bellinzona, in Svizzera, precedentemente sottoposti a test Covid-19, trovando livelli significativamente inferiori di vitamina D nei soggetti risultati positivi al test;
- ✓ stesse conclusioni in uno studio[84] dell'Università di Chicago (USA), dal quale è emerso un rischio significativamente maggiore

---

[82] Ilie PC, Stefanescu S, Smith L. The role of vitamin D in the prevention of coronavirus disease 2019 infection and mortality. Aging Clin Exp Res. 2020 Jul;32(7):1195-1198. doi: 10.1007/s40520-020-01570-8. Epub 2020 May 6. PMID: 32377965; PMCID: PMC7202265.

[83] D'Avolio A, Avataneo V, Manca A, Cusato J, De Nicolò A, Lucchini R, Keller F, Cantù M. 25-Hydroxyvitamin D Concentrations Are Lower in Patients with Positive PCR for SARS-CoV-2. Nutrients. 2020 May 9;12(5):1359. doi: 10.3390/nu12051359. PMID: 32397511; PMCID: PMC7285131.

[84] Meltzer DO, Best TJ, Zhang H, Vokes T, Arora V, Solway J. Association of Vitamin D Status and Other Clinical Characteristics With COVID-19 Test Results. JAMA Netw Open. 2020 Sep 1;3(9):e2019722. doi: 10.1001/jamanetworkopen.2020.19722. PMID: 32880651; PMCID: PMC7489852.

di risultare positivi al test Covid-19 per i pazienti in "probabile carenza" di vitamina D.

Come accennato, uno dei fattori di rischio dell'ipovitaminosi D è l'obesità. Al riguardo, nel 2020 è stato pubblicato uno studio[85] italiano anche possibile associazione tra obesità e Covid-19, realizzato dall'Università degli Studi di Roma La Sapienza. I risultati hanno confermato l'obesità addominale quale fattore di rischio rilevante per lo sviluppo di forme aggressive di Covid-19

---

[85] Watanabe M, Caruso D, Tuccinardi D, Risi R, Zerunian M, Polici M, Pucciarelli F, Tarallo M, Strigari L, Manfrini S, Mariani S, Basciani S, Lubrano C, Laghi A, Gnessi L. Visceral fat shows the strongest association with the need of intensive care in patients with COVID-19. Metabolism. 2020 Oct;111:154319. doi: 10.1016/j.metabol.2020.154319. Epub 2020 Jul 23. PMID: 32712222; PMCID: PMC7377788.

13. Il diritto di dubitare

Su una cosa saremo probabilmente tutti d'accordo: la pandemia di Covid-19 ha spaccato la popolazione mondiale in due. Quasi mai mezze misure, sempre due squadre in campo: da una parte gli eterni difensori dell'operato delle istituzioni e dei mezzi di informazione, dall'altra il popolo di complottisti, negazionisti, no vax, no mask e chi più ne ha più ne metta.

La verità è che, in queste situazioni, giocare a guardie e ladri non fa bene (quasi) a nessuno. Avere fiducia nelle istituzioni, lasciar lavorare le autorità e rispettare i regolamenti è giusto, anzi è un dovere; non può finire sempre tutto al grido di «è un complotto!», personalmente lo trovo deprimente. Ma, al contempo, mettere in dubbio e informarsi devono rimanere diritti sacri del cittadino, specie quando in ballo c'è la salute; anche perché, almeno in Italia, la libertà di manifestazione del pensiero rimane un diritto inviolabile riconosciuto dall'art. 21 della Costituzione.

La questione non è schierarsi a favore o contro un'idea, un rappresentante politico o un regolamento emanato, si tratta piuttosto di procedere a piccoli passi e valutare strada facendo, per il bene di tutti. D'altronde, porre quesiti e formulare ipotesi è alla base del metodo scientifico, in effetti il compito degli scienziati dovrebbe essere quello di mettere in dubbio una certa teoria: se non si riesce a dimostrare la sua falsità, la teoria si rafforza, in caso contrario deve essere cambiata.

Di ciò, nella pratica, si occupa anche la Statistica inferenziale (alla base anche della Statistica medica) con la Teoria dei test statistici, la cui logica è sintetizzata dal seguente grafico:

Grafico 32: *Le ipotesi di un test statistico*

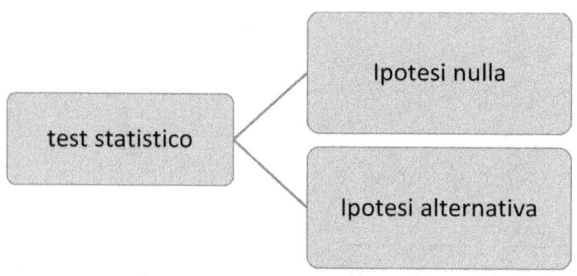

Di fronte a un'ipotesi statistica, l'obiettivo non è quello di alimentare le proprie convinzioni, esaltando la teoria proposta, non sarebbe scientifico...

13. Il diritto di dubitare

Al contrario, si tenta di screditarla, di rifiutarla (non a caso, definita "ipotesi nulla"), così da rafforzarla, a discapito dell'ipotesi alternativa.

Grafico 33: *La decisione finale in un test statistico*

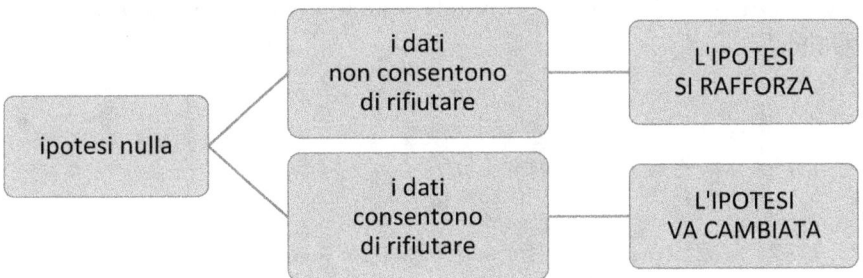

Per concludere: «*Dubitare di tutto o credere a tutto sono due soluzioni ugualmente comode che ci dispensano, l'una come l'altra, dal riflettere*» (Henri Poincaré).

Appendici

APPENDICE 1: Regioni e province autonome italiane per numero di abitanti, 2020

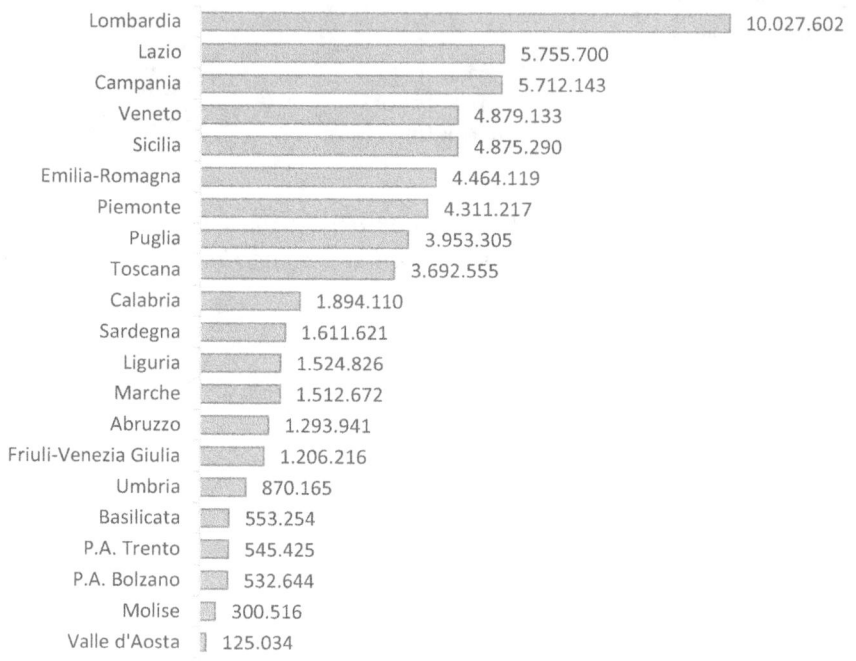

fonte: Istituto nazione di Statistica (ISTAT), popolazione residente al 1° gennaio 2020, dato nazionale 59.641.488

APPENDICE 2: Regioni/P.A. italiane per copertura antinfluenzale negli over 65 (in %), 2019

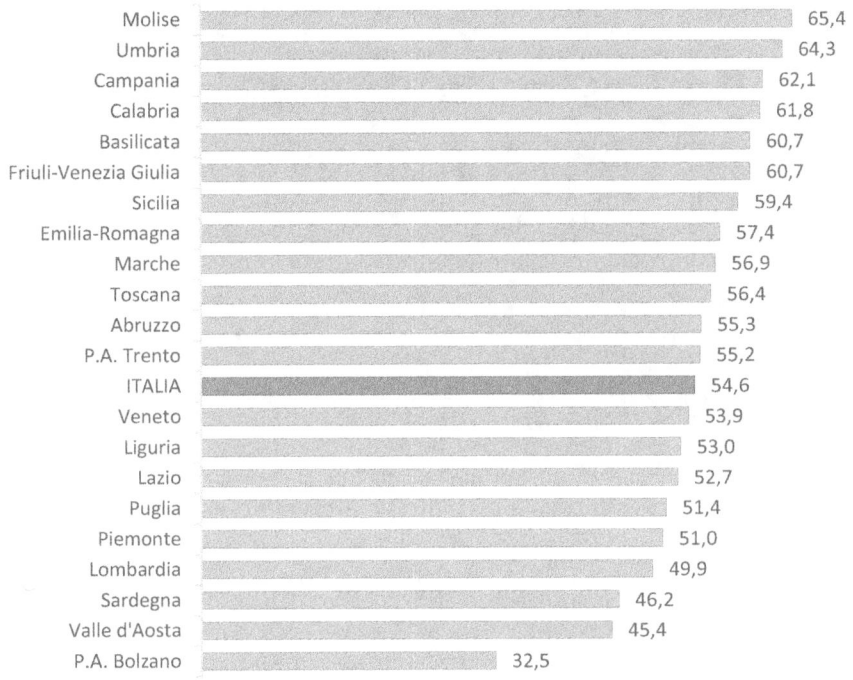

Regione	%
Molise	65,4
Umbria	64,3
Campania	62,1
Calabria	61,8
Basilicata	60,7
Friuli-Venezia Giulia	60,7
Sicilia	59,4
Emilia-Romagna	57,4
Marche	56,9
Toscana	56,4
Abruzzo	55,3
P.A. Trento	55,2
ITALIA	54,6
Veneto	53,9
Liguria	53,0
Lazio	52,7
Puglia	51,4
Piemonte	51,0
Lombardia	49,9
Sardegna	46,2
Valle d'Aosta	45,4
P.A. Bolzano	32,5

fonte: Istituto Superiore di Sanità (ISS)

APPENDICE 3: Nazioni europee per numero di abitanti, 2020

Germania	83.783.945
Regno Unito	67.886.004
Francia	65.273.512
ITALIA	60.461.828
Spagna	46.754.783
Ucraina	43.733.759
Polonia	37.846.605
Romania	19.237.682
Paesi Bassi	17.134.873
Belgio	11.589.616
Repubblica Ceca	10.708.982
Grecia	10.423.056
Portogallo	10.196.707
Svezia	10.099.270
Ungheria	9.660.350
Bielorussia	9.449.321
Austria	9.006.400
Serbia	8.737.370
Svizzera	8.654.618
Bulgaria	6.948.445
Danimarca	5.792.203
Finlandia	5.540.718
Slovacchia	5.459.643
Norvegia	5.421.242
Irlanda	4.937.796
Croazia	4.105.268
Moldavia	4.033.963
Bosnia ed Erzegovina	3.280.815
Albania	2.877.800
Lituania	2.722.291
Macedonia del Nord	2.083.380
Slovenia	2.078.932
Lettonia	1.886.202
Kosovo	1.809.729
Estonia	1.326.539
Montenegro	628.062
Lussemburgo	625.976
Malta	441.539
Islanda	341.250
Isola di Jersey	91.084
Isola di Man	85.032
Andorra	77.265
Guernsey	65.849
Isole Faroe	48.865
Monaco	39.244
Liechtenstein	38.137
San Marino	33.938
Gibilterra	33.691
Città del Vaticano	809

fonte: Organizzazione Mondiale della Sanità (OMS), dati al 1° gennaio 2020; non sono state inserite le nazioni transcontinentali Azerbaigian, Georgia, Kazakistan, Russia e Turchia

APPENDICE 4: Nazioni europee per superficie (in km²)

Francia	643.801
Ucraina	603.628
Spagna	505.990
Svezia	450.295
Norvegia	385.207
Germania	357.386
Finlandia	338.440
Polonia	312.679
ITALIA	301.338
Regno Unito	242.495
Romania	238.397
Bielorussia	207.595
Grecia	131.957
Bulgaria	110.994
Islanda	103.000
Ungheria	93.030
Portogallo	92.212
Serbia	88.361
Austria	83.879
Repubblica Ceca	78.866
Irlanda	70.273
Lituania	65.300
Lettonia	64.589
Croazia	56.594
Bosnia ed Erzegovina	51.197
Slovacchia	49.035
Estonia	45.227
Danimarca	42.933
Paesi Bassi	41.543
Svizzera	41.285
Moldavia	33.846
Belgio	30.689
Albania	28.748
Macedonia del Nord	25.713
Slovenia	20.271
Montenegro	13.812
Kosovo	10.887
Lussemburgo	2.586
Isole Faroe	1.399
Isola di Man	572
Andorra	468
Malta	316
Liechtenstein	160
Isola di Jersey	118,2
Guernsey	78
San Marino	61,2
Gibilterra	6,8
Monaco	2
Città del Vaticano	0,44

fonte: Wikipedia, dati estratti a marzo 2021; non sono state inserite le nazioni transcontinentali Azerbaigian, Georgia, Kazakistan, Russia e Turchia

APPENDICE 5: Nazioni europee per densità di popolazione (in ab./km^2), 2020

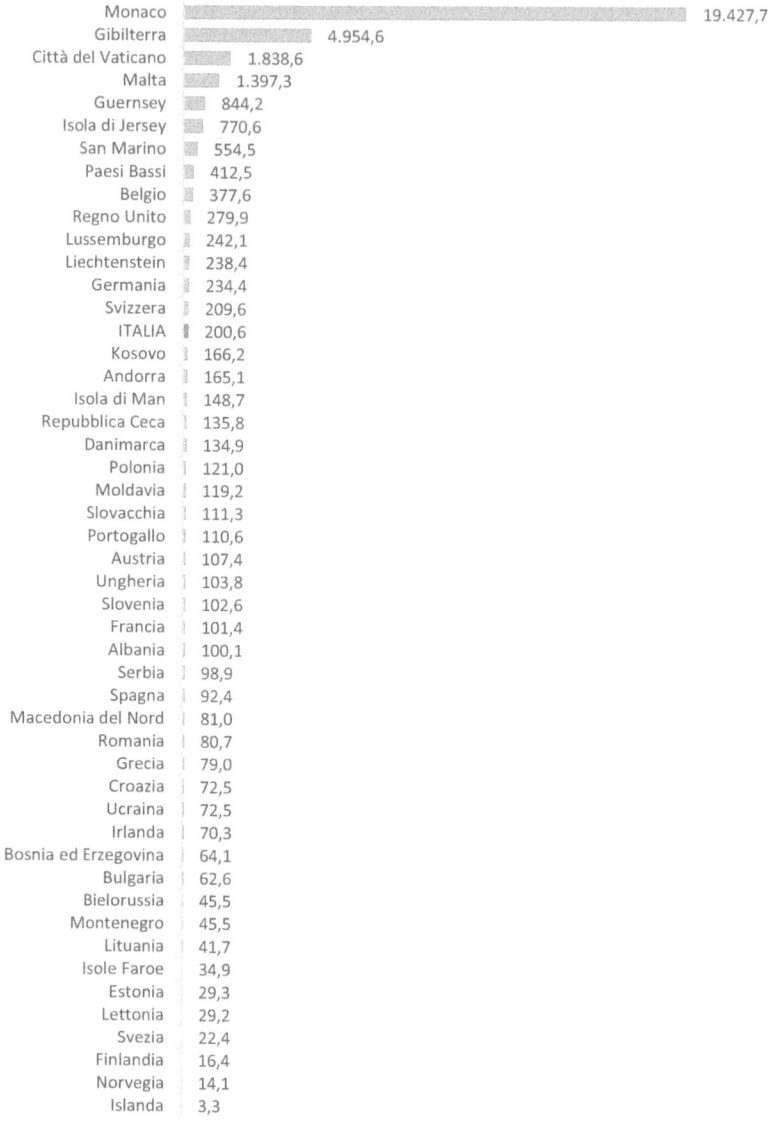

Monaco	19.427,7
Gibilterra	4.954,6
Città del Vaticano	1.838,6
Malta	1.397,3
Guernsey	844,2
Isola di Jersey	770,6
San Marino	554,5
Paesi Bassi	412,5
Belgio	377,6
Regno Unito	279,9
Lussemburgo	242,1
Liechtenstein	238,4
Germania	234,4
Svizzera	209,6
ITALIA	200,6
Kosovo	166,2
Andorra	165,1
Isola di Man	148,7
Repubblica Ceca	135,8
Danimarca	134,9
Polonia	121,0
Moldavia	119,2
Slovacchia	111,3
Portogallo	110,6
Austria	107,4
Ungheria	103,8
Slovenia	102,6
Francia	101,4
Albania	100,1
Serbia	98,9
Spagna	92,4
Macedonia del Nord	81,0
Romania	80,7
Grecia	79,0
Croazia	72,5
Ucraina	72,5
Irlanda	70,3
Bosnia ed Erzegovina	64,1
Bulgaria	62,6
Bielorussia	45,5
Montenegro	45,5
Lituania	41,7
Isole Faroe	34,9
Estonia	29,3
Lettonia	29,2
Svezia	22,4
Finlandia	16,4
Norvegia	14,1
Islanda	3,3

fonti: elaborazione basata su dati OMS e Wikipedia (appendici 3 e 4); non sono state inserite le nazioni transcontinentali Azerbaigian, Georgia, Kazakistan, Russia e Turchia

APPENDICE 6: Nazioni europee (EU27) per copertura antinfluenzale negli over 65 (in %), 2018

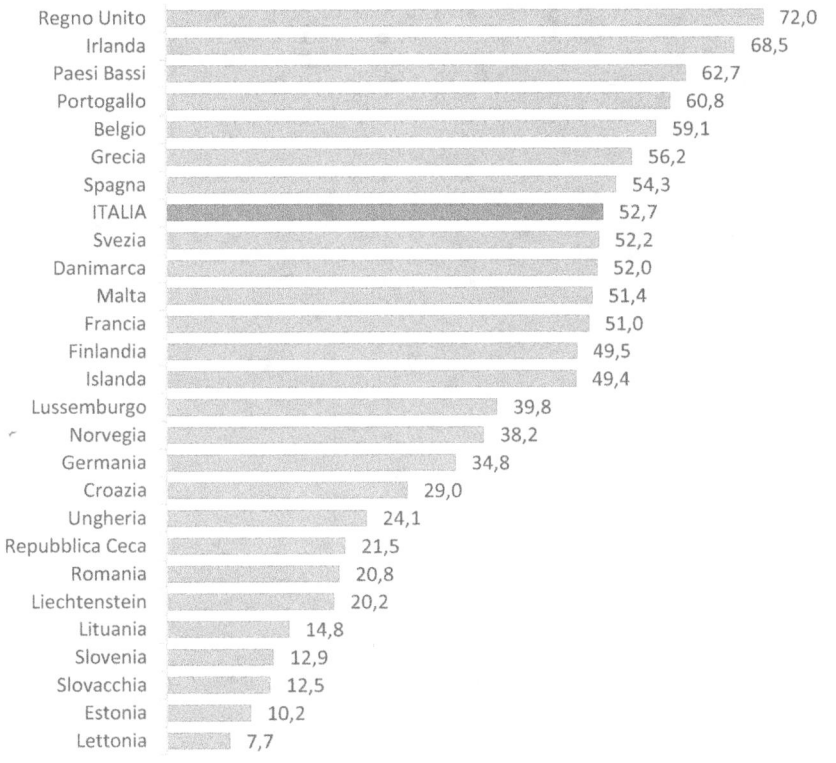

Nazione	%
Regno Unito	72,0
Irlanda	68,5
Paesi Bassi	62,7
Portogallo	60,8
Belgio	59,1
Grecia	56,2
Spagna	54,3
ITALIA	52,7
Svezia	52,2
Danimarca	52,0
Malta	51,4
Francia	51,0
Finlandia	49,5
Islanda	49,4
Lussemburgo	39,8
Norvegia	38,2
Germania	34,8
Croazia	29,0
Ungheria	24,1
Repubblica Ceca	21,5
Romania	20,8
Liechtenstein	20,2
Lituania	14,8
Slovenia	12,9
Slovacchia	12,5
Estonia	10,2
Lettonia	7,7

fonte: Ufficio statistico dell'Unione Europea (Eurostat); per Germania e Portogallo il dato è fermo al 2017, per Germania e Islanda il dato si riferisce alla fascia di età over 60, per Lussemburgo e Malta il dato è stimato

APPENDICE 7: Stati federati degli Stati Uniti d'America per numero di abitanti, 2019

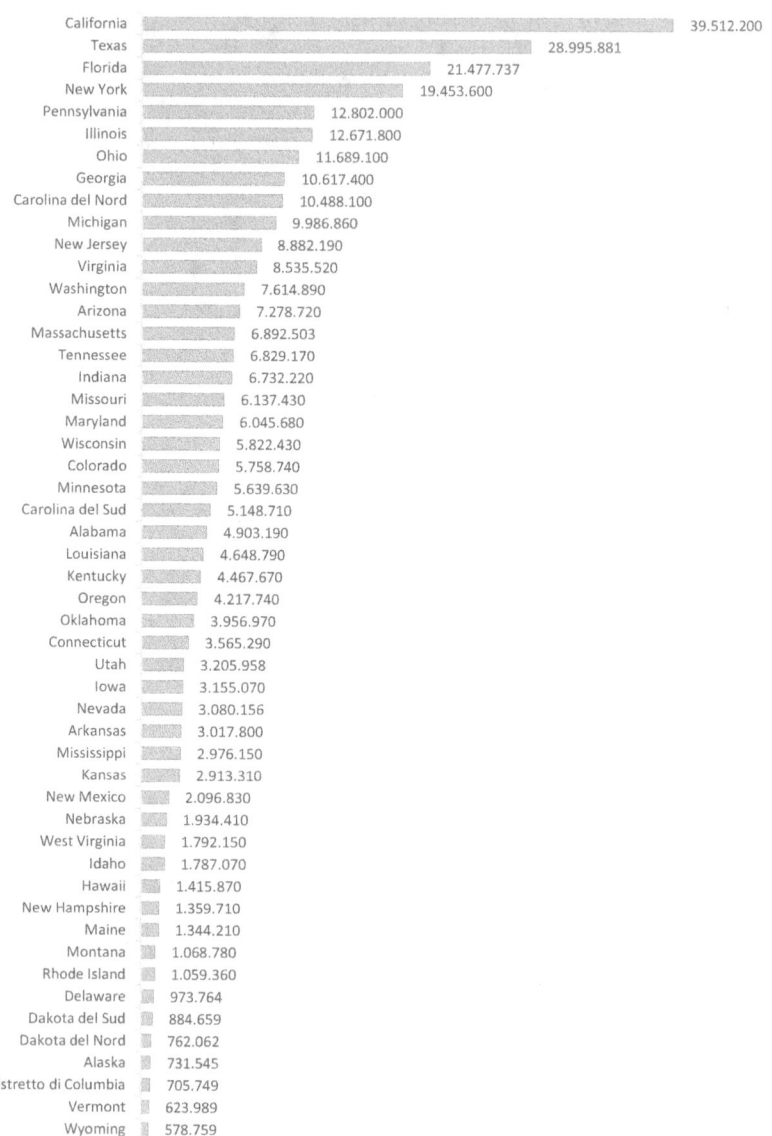

California	39.512.200
Texas	28.995.881
Florida	21.477.737
New York	19.453.600
Pennsylvania	12.802.000
Illinois	12.671.800
Ohio	11.689.100
Georgia	10.617.400
Carolina del Nord	10.488.100
Michigan	9.986.860
New Jersey	8.882.190
Virginia	8.535.520
Washington	7.614.890
Arizona	7.278.720
Massachusetts	6.892.503
Tennessee	6.829.170
Indiana	6.732.220
Missouri	6.137.430
Maryland	6.045.680
Wisconsin	5.822.430
Colorado	5.758.740
Minnesota	5.639.630
Carolina del Sud	5.148.710
Alabama	4.903.190
Louisiana	4.648.790
Kentucky	4.467.670
Oregon	4.217.740
Oklahoma	3.956.970
Connecticut	3.565.290
Utah	3.205.958
Iowa	3.155.070
Nevada	3.080.156
Arkansas	3.017.800
Mississippi	2.976.150
Kansas	2.913.310
New Mexico	2.096.830
Nebraska	1.934.410
West Virginia	1.792.150
Idaho	1.787.070
Hawaii	1.415.870
New Hampshire	1.359.710
Maine	1.344.210
Montana	1.068.780
Rhode Island	1.059.360
Delaware	973.764
Dakota del Sud	884.659
Dakota del Nord	762.062
Alaska	731.545
Distretto di Columbia	705.749
Vermont	623.989
Wyoming	578.759

fonte: Data Commons, dato USA 328.016.242; non sono stati inseriti i territori non incorporati degli Stati Uniti

APPENDICE 8: Stati federati degli Stati Uniti d'America per numero di decessi Covid-19 al 10 maggio 2021

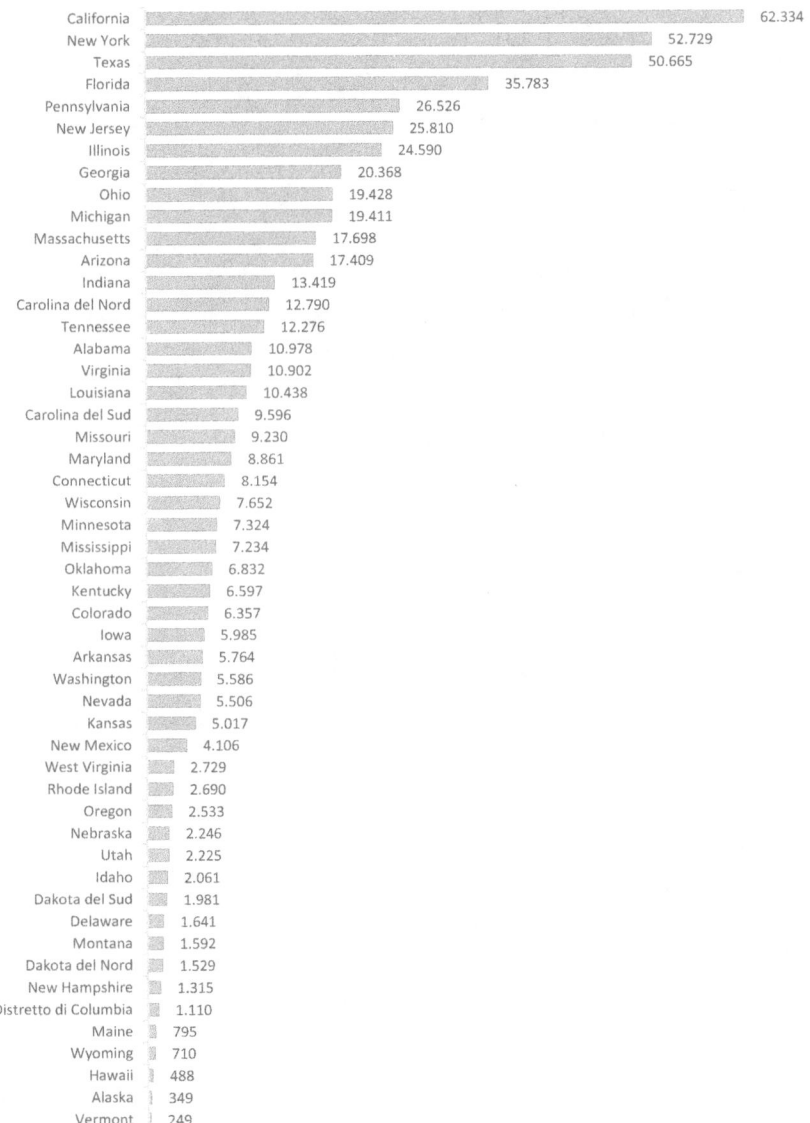

California	62.334
New York	52.729
Texas	50.665
Florida	35.783
Pennsylvania	26.526
New Jersey	25.810
Illinois	24.590
Georgia	20.368
Ohio	19.428
Michigan	19.411
Massachusetts	17.698
Arizona	17.409
Indiana	13.419
Carolina del Nord	12.790
Tennessee	12.276
Alabama	10.978
Virginia	10.902
Louisiana	10.438
Carolina del Sud	9.596
Missouri	9.230
Maryland	8.861
Connecticut	8.154
Wisconsin	7.652
Minnesota	7.324
Mississippi	7.234
Oklahoma	6.832
Kentucky	6.597
Colorado	6.357
Iowa	5.985
Arkansas	5.764
Washington	5.586
Nevada	5.506
Kansas	5.017
New Mexico	4.106
West Virginia	2.729
Rhode Island	2.690
Oregon	2.533
Nebraska	2.246
Utah	2.225
Idaho	2.061
Dakota del Sud	1.981
Delaware	1.641
Montana	1.592
Dakota del Nord	1.529
New Hampshire	1.315
Distretto di Columbia	1.110
Maine	795
Wyoming	710
Hawaii	488
Alaska	349
Vermont	249

fonte: Università di Oxford, dato USA 582.153; non sono stati inseriti i territori non incorportati degli Stati Uniti

APPENDICE 9: Stati federati degli Stati Uniti d'America per numero di decessi Covid-19 ogni 100 mila abitanti al 10 maggio 2021

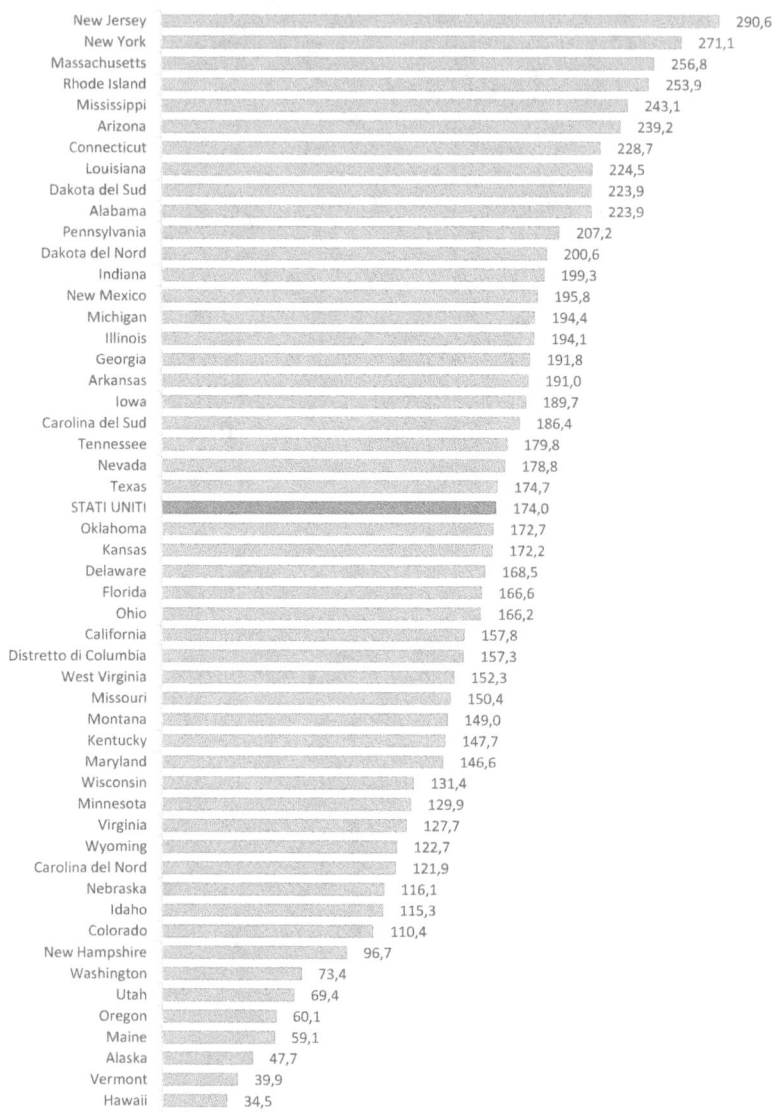

New Jersey	290,6
New York	271,1
Massachusetts	256,8
Rhode Island	253,9
Mississippi	243,1
Arizona	239,2
Connecticut	228,7
Louisiana	224,5
Dakota del Sud	223,9
Alabama	223,9
Pennsylvania	207,2
Dakota del Nord	200,6
Indiana	199,3
New Mexico	195,8
Michigan	194,4
Illinois	194,1
Georgia	191,8
Arkansas	191,0
Iowa	189,7
Carolina del Sud	186,4
Tennessee	179,8
Nevada	178,8
Texas	174,7
STATI UNITI	174,0
Oklahoma	172,7
Kansas	172,2
Delaware	168,5
Florida	166,6
Ohio	166,2
California	157,8
Distretto di Columbia	157,3
West Virginia	152,3
Missouri	150,4
Montana	149,0
Kentucky	147,7
Maryland	146,6
Wisconsin	131,4
Minnesota	129,9
Virginia	127,7
Wyoming	122,7
Carolina del Nord	121,9
Nebraska	116,1
Idaho	115,3
Colorado	110,4
New Hampshire	96,7
Washington	73,4
Utah	69,4
Oregon	60,1
Maine	59,1
Alaska	47,7
Vermont	39,9
Hawaii	34,5

fonti: elaborazione basata su dati Data Commons e Università di Oxford (appendici 7 e 8); non sono stati inseriti i territori non incorportati degli Stati Uniti

APPENDICE 10: Stati federati degli Stati Uniti d'America per copertura antinfluenzale negli over 18 (in %), 2019

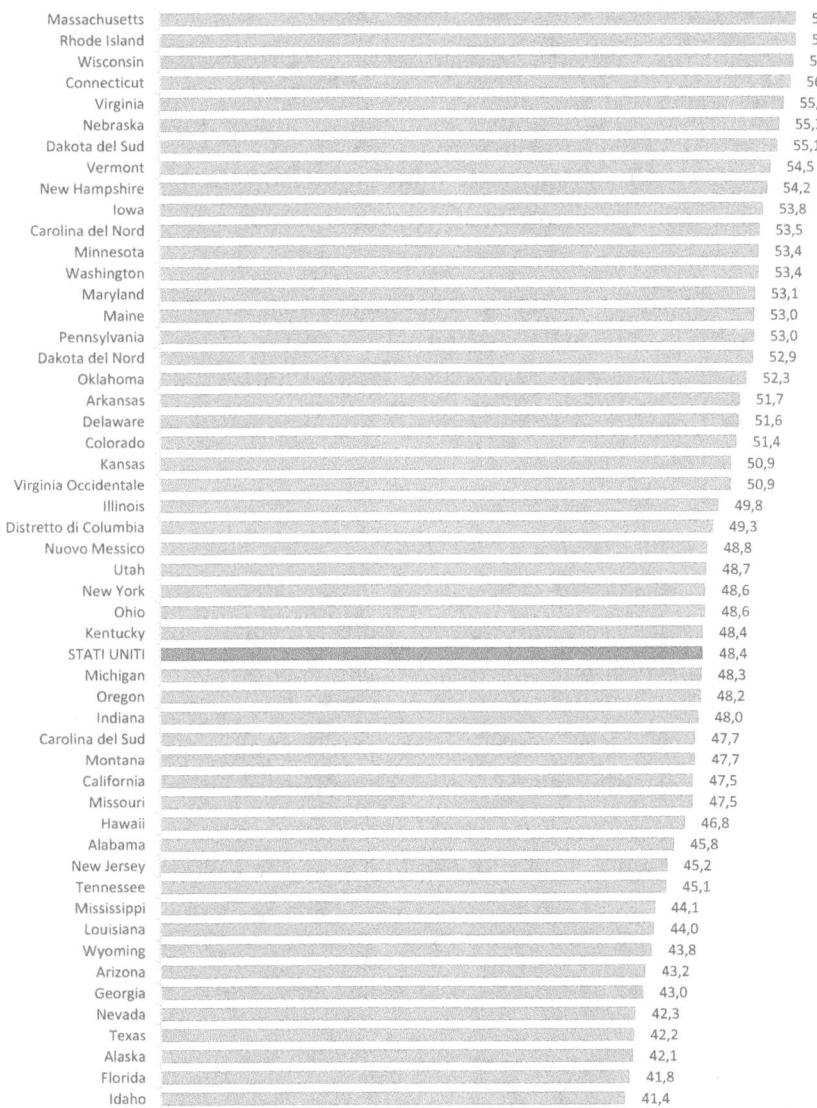

Stato	%
Massachusetts	56,8
Rhode Island	56,8
Wisconsin	56,6
Connecticut	56,3
Virginia	55,7
Nebraska	55,3
Dakota del Sud	55,1
Vermont	54,5
New Hampshire	54,2
Iowa	53,8
Carolina del Nord	53,5
Minnesota	53,4
Washington	53,4
Maryland	53,1
Maine	53,0
Pennsylvania	53,0
Dakota del Nord	52,9
Oklahoma	52,3
Arkansas	51,7
Delaware	51,6
Colorado	51,4
Kansas	50,9
Virginia Occidentale	50,9
Illinois	49,8
Distretto di Columbia	49,3
Nuovo Messico	48,8
Utah	48,7
New York	48,6
Ohio	48,6
Kentucky	48,4
STATI UNITI	48,4
Michigan	48,3
Oregon	48,2
Indiana	48,0
Carolina del Sud	47,7
Montana	47,7
California	47,5
Missouri	47,5
Hawaii	46,8
Alabama	45,8
New Jersey	45,2
Tennessee	45,1
Mississippi	44,1
Louisiana	44,0
Wyoming	43,8
Arizona	43,2
Georgia	43,0
Nevada	42,3
Texas	42,2
Alaska	42,1
Florida	41,8
Idaho	41,4

fonte: Centri per la prevenzione e il controllo delle malattie (CDC); non sono stati inseriti i territori non incorportati degli Stati Uniti

Fonti di dati

Fonti ufficiali:

- sezione Covid-19 sul sito web dell'Organizzazione Mondiale della Sanità (OMS):
  https://www.who.int/emergencies/diseases/novel-coronavirus-2019
- sezione Covid-19 sul sito web dei Centri statunitensi per la prevenzione e il controllo delle malattie (CDC):
  https://www.cdc.gov/coronavirus/2019-nCoV/index.html
- sezione Covid-19 sul sito web del Centro europeo per la prevenzione e il controllo delle malattie (ECDC):
  https://www.ecdc.europa.eu/en/covid-19-pandemic
- sezione Covid-19 sul sito web dell'Ufficio statistico dell'Unione Europea (Eurostat):
  https://ec.europa.eu/eurostat/web/covid-19/overview
- sezione Covid-19 sul sito web Our World In Data:
  https://ourworldindata.org/coronavirus
- sezione Covid-19 sul sito web del Ministero della Salute:
  http://www.salute.gov.it/portale/nuovocoronavirus/homeNuovoCoronavirus.jsp
- dashboard Covid-19 del Dipartimento della Protezione Civile:
  https://opendatadpc.maps.arcgis.com/apps/dashboards/b0c68bce2cce478eaac82fe38d4138b1
- dashboard Covid-19 sul sito web EpiCentro dell'Istituto Superiore di Sanità (ISS):
  https://www.epicentro.iss.it/coronavirus/sars-cov-2-dashboard
- portale Covid-19 dell'Agenzia nazionale per i servizi sanitari regionali (Agenas):
  https://www.agenas.gov.it/covid19/web/index.php
- documenti con tag Covid-19 sul sito web dell'Istituto nazionale di Statistica (ISTAT):
  https://www.istat.it/it/archivio/covid-19

Altre fonti:

- sezione Covid-19 sul sito web Worldometer:
  https://www.worldometers.info/coronavirus/
- pagina web Google dedicata al Covid-19:
  https://news.google.com/covid19/map?hl=it&gl=IT&ceid=IT%3Ait
- pagina web Wikipedia dedicata alla pandemia di Covid-19:
  https://it.wikipedia.org/wiki/Pandemia_di_COVID-19_del_2019-2020

Simboli e acronimi

Elenco dei simboli e degli acronimi utilizzati nel testo:

ACE	Enzima di conversione dell'angiotensina
Agenas	Agenzia nazionale per i servizi sanitari regionali
AIFA	Agenzia Italiana del Farmaco
AIRC	Fondazione AIRC per la Ricerca sul Cancro
ALA	Acido alfa-linolenico
ASL	Azienda Sanitaria Locale
BPCO	Broncopneumopatia cronica ostruttiva
CDC	Centri statunitensi per la prevenzione e il controllo delle malattie
CE	Comunità Europea
CFR	Case Fatality Ratio
COVID-19	Coronavirus disease 19
CRI	Croce Rossa Italiana
CSG	Gruppo di Studio sul Coronavirus
ECDC	Centro europeo per la prevenzione e il controllo delle malattie
EEA	Agenzia Europea dell'Ambiente
EOC	Ente Ospedaliero Cantonale
EU27	Unione Europea nell'attuale composizione di 27 Stati
Eurostat	Ufficio statistico dell'Unione Europea
FAQ	Domande poste frequentemente
FIND	Foundation for Innovative New Diagnostics
GSK	GlaxoSmithKline
HIV	Virus dell'immunodeficienza umana
ICTV	Comitato internazionale per la tassonomia dei virus
IgA	Immunoglobuline A
IgG	Immunoglobuline G
IgM	Immunoglobuline M
IFR	Infection Fatality Ratio
INAIL	Istituto nazionale per l'assicurazione contro gli infortuni sul lavoro
IRCCS	Istituto di ricovero e cura a carattere scientifico
ISS	Istituto Superiore di Sanità
ISTAT	Istituto nazionale di Statistica
IVD	Dispositivo medico-diagnostico in vitro

NAT	Test molecolari (Nucleid Acid Testing)
NNT	Number Needed to Treat
NO_2	Biossido di azoto
O_3	Ozono
OMS	Organizzazione Mondiale della Sanità
OxCGRT	Oxford Covid-19 Government Response Tracker
P.A.	Provincia autonoma
PM_{10}	Particolato di dimensioni non superiori a 10 micron
$PM_{2,5}$	Particolato di dimensioni non superiori a 2,5 micron
RA	Rischio attribuibile
RR	Rischio relativo
RNA	Acido ribonucleico
SIMA	Società Italiana di Medicina Ambientale
RSA	Residenze Sanitarie Assistenziali
RT-PCR	Reazione a catena della polimerasi inversa
SARS-CoVs	Severe Acute Respiratory Syndrome Coronaviruses
SARS-CoV-2	Severe Acute Respiratory Syndrome Coronavirus 2
SIR	Modello compartimentale Suscettibili, Infettivi, Rimossi
UE	Unione Europea
USA	Stati Uniti d'America

Spero che la lettura sia stata di tuo gradimento
Se ti va, puoi farmelo sapere con una recensione
Grazie a prescindere

Alessio Iodice

www.ingramcontent.com/pod-product-compliance
Lightning Source LLC
Chambersburg PA
CBHW070658220526
45466CB00001B/485